CHINE LANZMANN

GABRIELLA TAMAS

QUAND L'ALIMENTATION NOUS BOUFFE LA VIE

Éditions EYROLLES

Éditions Eyrolles
61, bd Saint-Germain
75240 Paris Cedex 05

www.editions-eyrolles.com

Des mêmes auteurs :
Chine Lanzmann, *Guide de l'auto-coaching pour les femmes*, Pearson, 2017
Gabriella Tamas, *Guide pratique du gourmand vers la pleine conscience*, e-book, 2017

Création de maquette et composition : Ho Thanh Hung

Avertissement : Nous ne sommes pas des médecins et nous ne prétendons pas résoudre des problèmes de santé. En aucun cas les informations et conseils proposés dans ce livre ne peuvent se substituer à une consultation ou à un diagnostic formulé par un médecin ou un professionnel de santé. Nous vous recommandons de les consulter en cas de besoin.

© Éditions Eyrolles, 2019
ISBN : 978-2-212-57141-7

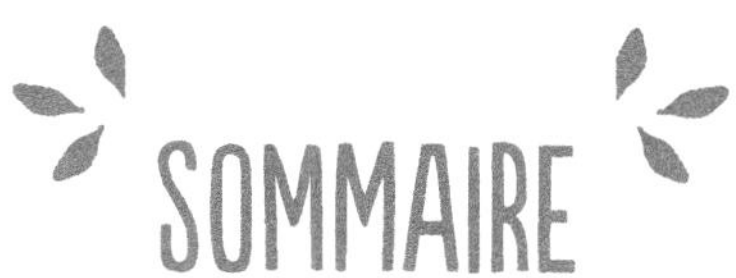

SOMMAIRE

INTRODUCTION

Dans cet ouvrage, nous avons décidé de croiser nos regards et de réfléchir ensemble pour vous aider à trouver une alimentation qui vous soutienne dans votre vie quotidienne. Car nous sommes respectivement coach professionnel depuis quinze ans et thérapeute alimentaire depuis dix ans, et nous savons à quel point l'alimentation peut bouffer la vie !

En travaillant sur nous d'abord, puis ensuite avec nos clients, nous avons découvert deux choses essentielles. La première est qu'il y a un lien entre ce que l'on mange et la confiance, l'estime de soi et la joie de vivre. La seconde, qu'il n'y a pas qu'une seule façon de manger, il y en a autant que de personnes sur Terre : l'alimentation est individuelle.

Dans ce livre, nous allons vous aider à trouver votre façon unique de manger pour vous sentir mieux dans tous les aspects de votre vie.

Nous ne faisons pas partie du corps médical et parlons volontairement d'alimentation et non de nutrition. La nutrition est une science. Même si elle est intéressante aussi, grâce à ses découvertes, ses descriptions, ses préconisations – et c'est très bien, on a tous besoin de balises –, nous préférons parler d'alimentation. Plus globale, elle englobe l'homme en tant qu'être complexe avec ses parties émotionnelles et psychologiques.

Si vous avez des problèmes avec la nourriture – intolérances, addictions, compulsions –, si vous gérez vos émotions en mangeant, si vous êtes frustré car vous ne mangez pas ce que vous aimez, si vous en avez marre de trier ce qui est sain ou pas, si vous mangez trop ou pas assez ou bien si vous ne savez plus quoi manger, ce livre va vous aider à vivre une relation plus saine, plus paisible et plus joyeuse avec l'alimentation.

Nous partageons avec vous nos visions, nos outils et nos exercices qui ont fait leurs preuves auprès du public, dans des consultations individuelles et des ateliers en groupe.

Si vous voulez tirer un maximum de bénéfices de votre lecture, prenez le temps de faire les exercices et, même, prévoyez de dédier un cahier « spécial exercices » pour y consigner vos pensées, vos découvertes et mesurer votre avancement. Vous pouvez aussi aller sur le site du livre – www.quandlalimentationnousbouffelavie.com – pour télécharger des bonus : recettes, menus, fiches pratiques, infographies, méditations.

Nous aussi avons personnellement souffert à cause de l'alimentation... et avons beaucoup travaillé pour nous en sortir. Et nous vous l'affirmons : c'est possible ! Dans cet ouvrage, nous vous accompagnons sur ce chemin, et nous vous souhaitons bonne route.

QUESTIONNAIRE : VOS REPAS VOUS CONVIENNENT-ILS ?

Comment vous sentez-vous après les repas ? Les propositions suivantes sont-elles vraies pour vous ?

Il me manque quelque chose pour être satisfait, comme un dessert par exemple.

❏ Vrai ou plutôt vrai   ❏ Faux ou plutôt faux

J'ai faim rapidement après le repas.

❏ Vrai ou plutôt vrai   ❏ Faux ou plutôt faux

Je me sens triste, nerveux, irritable, anxieux ou en colère.

❏ Vrai ou plutôt vrai   ❏ Faux ou plutôt faux

Je grignote entre les repas.

❏ Vrai ou plutôt vrai   ❏ Faux ou plutôt faux

Je me sens fatigué, somnolent, je tourne au ralenti ou je ferais bien la sieste.

❏ Vrai ou plutôt vrai   ❏ Faux ou plutôt faux

Je suis confus, je manque de concentration.

❏ Vrai ou plutôt vrai   ❏ Faux ou plutôt faux

Je me sens lourd, ballonné, j'ai de l'acidité ou des remontées acides, j'ai mal au ventre, la digestion lente ou des crampes.

❏ Vrai ou plutôt vrai   ❏ Faux ou plutôt faux

Résultats

Comptez vos réponses :

Nombre de réponses « Vrai ou plutôt vrai » : _______________________

Nombre de réponses « Faux ou plutôt faux » : _______________________

- **Si vous avez répondu « Faux ou plutôt faux » à toutes les questions,** vous pouvez fermer ce livre et continuer à manger comme vous le faites !

- **Si vous avez répondu « Vrai ou plutôt vrai » ne serait-ce qu'à l'une des questions,** vous trouverez dans ce livre des pistes à explorer pour améliorer votre quotidien.

- **Si vous avez répondu « Vrai ou plutôt vrai » plus de 3 fois,** vous avez raison de lire ce livre, car vous en avez besoin, et il va vous faire du bien ! En suivant le programme que nous vous proposons, vous allez vous libérer et retrouver votre énergie.

LES REPAS, C'EST TOUTE UNE HISTOIRE...

Démarrons ce chemin en vous invitant à la fin d'un repas de famille traditionnel. Jeanne[1], grand-mère tout en rondeurs, reçoit ses proches à l'occasion d'un déjeuner d'anniversaire. Au moment du dessert, alors que tout le monde a déjà trop mangé, elle propose une deuxième part de gâteau. Enfant, elle a connu les privations d'après guerre et depuis, elle prévoit toujours beaucoup, de peur de manquer.

— Non merci, toujours pas, je grossis déjà juste en la regardant..., dit tristement Marie, sa fille.

Tout le monde sait qu'elle est perpétuellement déprimée, mais personne n'a fait le lien entre son humeur et ses privations alimentaires de longue date.

Paul, son mari, déguste cette seconde part avec plaisir, sans culpabilité. C'est un bon vivant, mais il est frustré, car sa femme ne cuisine que des repas diététiques. Il a déjà essayé d'investir la cuisine à la maison, mais Marie lui a bien fait savoir que c'était son territoire à elle, il a fini par capituler. Alors dehors, il en profite !

---

1   Nous avons changé les prénoms de toutes les personnes pour garder la confidentialité de notre travail.

Leur fille, Sonia, une célibataire toute mince de 25 ans, accepte en tendant son assiette :

— De toute façon, j'ai prévu une détox cette semaine et je vais courir demain ! Je ferai cinq kilomètres de plus...

Pour elle, la nourriture est purement mathématique : les calories qui rentrent, les calories qui sortent, et elle punit ses « écarts » avec encore plus de sport et de jours de jeûne. Elle a perdu le rapport avec ses envies profondes et les besoins réels de son corps. Elle ne pense qu'à l'image qu'elle renvoie, surtout au travail où elle n'est pas reconnue à sa juste valeur. Elle ne fait pas le lien entre son manque d'affirmation et de confiance en elle et son manque de nourritures ressourçantes.

Le cousin Édouard, la petite vingtaine, passe la main sur ses abdos et répond :

— Non, je m'arrête là, demain je sors avec ma nouvelle copine à la piscine.

Il n'a plus faim, mais pour ne pas blesser sa grand-mère, il a inventé cette excuse. Son ventre est plein. Et quand même, il fait attention à son image.

Suzanne, sa mère, tend timidement son assiette. Elle n'ose pas dire non par politesse, mais elle sait qu'avec ce repas, elle a dépassé son seuil de tolérance au gluten et qu'elle va le payer très cher : pendant trois jours, elle va gonfler, souffrir de douleurs articulaires et son eczéma risque de réapparaître...

Arrive Arthur, le collégien dont c'est l'anniversaire, tout rouge d'avoir joué au ballon avec un ami. Sa grand-mère lui tend une assiette de tarte mais il répond :

— Ah non, merci ! Je n'ai plus faim !

Et il repart en courant. Pour Arthur, c'est évident d'écouter son corps et de ne pas manger quand il n'a plus faim.

Il se passe plein de choses dans les repas de famille ! Il ne s'agit pas ici que de nourriture... Reconnaissez-vous vos proches dans le comportement de l'un des membres de la famille ? Vous reconnaissez-vous vous-même ou avez-vous une autre façon de fonctionner ?

Dans ce chapitre, nous vous proposons des éclaircissements sur les rapports cachés qui se passent autour de la table.

L'enfance détermine le rapport aux repas

Ça commence dès la naissance

Avant la naissance, le bébé est en permanence nourri à travers le cordon ombilical. On ne sait pas ce qui s'y passe, mais on imagine que tout s'y passe bien ! En théorie, il a tout ce dont il a besoin en temps voulu.

Puis tout à coup, après la naissance, il est coupé de cette source continuelle de nourriture et de proximité, et il apprend vite qu'il faut réclamer la nourriture et l'attention. Et même en réclamant, cela ne vient pas toujours assez vite, ou pas comme il le voudrait.

Pour le bébé, le seul moyen de se faire comprendre est de pleurer. Mais quel parent sait décoder du premier coup la signification des pleurs ? Est-ce la faim ou bien la couche, ou le stress, le chaud, le froid, la fatigue ?

JENNIFER ET L'ALLAITEMENT

Jennifer a proposé le sein à son premier enfant à chaque fois qu'il commençait à pleurer. Et le bébé tournait systématiquement la tête quand il n'avait pas faim. Heureusement, Jennifer a fini par apprendre que son enfant savait très bien ce dont il avait besoin : des câlins, une couche propre ou juste être consolé...

Le bébé vit forcément des frustrations, et d'ailleurs, ce n'est pas grave, car il va se construire avec celles-ci et bien s'en sortir. Mais s'il est trop frustré, c'est plus difficile.

Le rapport à l'alimentation peut ainsi se mettre en place très tôt. Pour le bébé mis au sein dès qu'il pleurait, la nourriture devient synonyme de solution à tous ses problèmes. Il n'est pas impossible que plus tard, il reproduise inconsciemment le même schéma et continue à chercher la solution à ses problèmes dans l'alimentation. Un autre bébé, nourri strictement à heure et quantité fixes, qui aura eu beau hurler de faim en vain sans recevoir de nourriture, aura un autre rapport à l'alimentation. Ses besoins n'étant pas écoutés, il n'a pas appris à y prêter attention ni à les décoder. Devenu adulte, cela peut contribuer à expliquer pourquoi il mange à outrance, sans jamais se sentir rassasié, ou pourquoi il suit des courants alimentaires qui ne conviennent pas à son corps.

Idéalement, quand un bébé est nourri à sa faim quand il a faim, et que ses autres besoins primaires sont assouvis, comme les besoins d'amour, d'attention, de propreté, il a plus de chances d'avoir un rapport sain et facile avec la nourriture, même s'il a vécu d'autres frustrations dans l'enfance.

Et vous, comment était-ce, quand vous étiez bébé ? Demandez-le à vos parents, sans trop de colère ni de jugement – même si ce n'est pas toujours évident –, avec de la simple curiosité.

Jeunes parents, rassurez-vous : si vous êtes à l'écoute de votre enfant, il saura vous parler et en quelques jours, vous parviendrez à le décoder.

ISABELLE ET XAVIER ÉCOUTENT LEUR BÉBÉ

Isabelle et Xavier ont donné le biberon avec amour à leur bébé et suivaient au gramme et à la minute près les prescriptions médicales pour faire de leur mieux. À la fin du deuxième mois de leur enfant, ils ont fini par comprendre que, parfois, le bébé avait très faim et il fallait lui en donner plus, et parfois, il ne finissait pas son biberon et c'était très bien comme ça.

Un enfant que l'on écoute, dont la plupart des besoins sont respectés, est connecté à son corps. Même plus tard, quand il commencera à choisir ses aliments et à manger à la petite cuillère ou avec les doigts, il continuera à s'écouter.

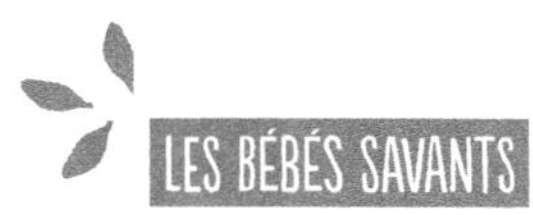

Clara Davis[1], pédiatre américaine, a étudié le comportement alimentaire des enfants pendant plusieurs années. Cette étude, l'une des plus complètes sur le sujet, montre que les bébés, dès l'étape de diversification alimentaire, savent choisir ce dont leur corps a besoin. Ainsi, un petit enfant rachitique et souffrant de carences s'est jeté pendant deux semaines sur l'huile de foie de morue : quand il a arrêté d'en boire, les médecins ont constaté que son taux de vitamine D était redevenu normal.

N'oubliez pas que le marketing nous crée des besoins que nous n'avions pas avant, en proposant différents laits artificiels, qui peuvent être « de croissance » ou « anti-régurgitation », ou contre la constipation... Ça a changé le regard que nous portons sur les besoins du bébé ! Nous avons été surprises d'apprendre qu'il y a soixante-dix ans, on nourrissait des bébés avec les nourritures les plus nutritives possible, comme du foie, de l'agneau et même du cœur de bœuf !

La diversification menée par l'enfant

En général, à partir de 4 à 6 mois, le bébé a envie de manger de nouveaux aliments. C'est la période que les médecins appellent la « diversification ». C'est en général à ce moment-là que l'on introduit des légumes, puis des fruits, souvent cuits et mixés. Il est intéressant de remarquer que cette étape naturelle qui se déroulait d'une façon inaperçue dans le temps a été extrêmement cadrée et médicalisée depuis les années 1950. Aussi, les prescriptions varient selon les pays et la culture. En Allemagne, on introduit les céréales dès 3 mois ; en France, c'est après les six premiers mois... Cela montre bien que c'est une question de point de vue. Traditionnellement, à part le lait maternel, les bébés ont toujours mangé la même chose que leurs

---

1   Clara M. Davis, « Results of the Self-Selection of Diets by Young Children », *Canadian Medical Association Journal*, 1939, 41:257-61 et Stephen Strauss, « Clara M. Davis and the Wisdom of Letting Children Choose Their Own Diets », *Canadian Medical Association Journal*, 2006, 175:1199.

parents, ce qui paraît, pour beaucoup de personnes, impensable à notre époque !

Aujourd'hui, il existe un courant de diversification[1] qui se base sur l'idée de proposer un maximum de diversité en laissant les enfants avancer à leur rythme, piocher par eux-mêmes pour découvrir ce qu'ils souhaitent, tout en les surveillant et en les accompagnant sur leur chemin : c'est la DME, diversification menée par l'enfant. Les parents ne donnent ni purée, ni compote, mais des morceaux dès le début, tout en veillant à ce que leur bébé ne s'étouffe pas (pour commencer, par exemple, des morceaux de légumes cuits à la vapeur, des fruits mûrs et fondants comme des bananes, des poires, etc.). Ainsi, entre 4 et 6 mois, dès que le bébé manifeste son intérêt vers l'assiette, qu'il se tient assis le dos droit et qu'il peut attraper les morceaux, les adultes peuvent le prendre sur les genoux. Bien sûr, ils doivent aussi manger le plus naturellement possible, ni soda, ni junk-food, ni plats industriels déjà préparés. Dans ce cas-là, la question de gras, salé, sucré, épicé ne se pose pas, car le bébé va manger comme toute la famille des produits bruts cuisinés à la maison.

L'ENFANT D'ISABELLE ET XAVIER DÉCIDE DE SON REPAS

Isabelle et Xavier ont suivi ce principe de DME. Ils sont contents de cette méthode, car l'enfant participe au repas familial, il n'est pas mis à l'écart. Aussi, il développe sa motricité, ses propres goûts : il goûte, aime, n'aime pas, recrache, réessaie… Il apprend à mâcher et, du coup, digère mieux et se construit en choisissant ce qui lui convient. Il s'arrête quand il n'a plus faim. Par rapport à son cousin, qui est nourri avec les purées, même faites maison, l'enfant de Xavier et Isabelle mange moins en quantité, mais a la même courbe de poids, car il assimile mieux grâce à la mastication. Du coup, Isabelle et Xavier témoignent qu'ils mangent mieux eux aussi, depuis qu'ils ont choisi cette façon de nourrir leurs enfants.

---

1   Stefan Kleintjes, *La Diversification menée par l'enfant*, L'Instant Présent, 2017.
    Christine Zalejski, *Bébé mange tout seul : Favoriser l'éveil au goût et le plaisir de manger grâce à l'alimentation autonome*, Larousse, 2018.
    Annie Talbot, Evelyne Bergevin, Marie-Ève Richard, *Petites mains, grande assiette*, La Semaine, 2017.

Bien entendu, il y a des consignes de sécurité : on ne laisse pas un enfant manger tout seul, comme on ne laisse pas un enfant de 2 ans prendre son bain sans surveillance. Il y a des aliments faciles à manger pour les bébés, comme les haricots verts, les juliennes de légumes, les grains de riz, les morceaux de viande, même séchés comme en Afrique, la banane, etc. Il faut être plus vigilant avec certains aliments à cause du risque d'étouffement, comme les quartiers de clémentine. Nous pouvons les couper en deux dans le sens de la longueur pour que l'enfant puisse les sucer et n'ait pas envie de les avaler. Si vous voulez essayer cette méthode et que vous avez déjà commencé la diversification avec des purées, nous vous conseillons d'aller doucement vers des morceaux pour prendre le temps d'habituer votre enfant.

En plus de voir leur enfant plus autonome, ces parents gagnent du temps, car ils ne préparent rien de spécial pour le bébé. Au lieu de cuisiner ou de lui donner à manger à la petite cuillère, ils passent plus de temps à jouer et à faire des câlins, ce qui nourrit aussi ! Certains avancent qu'il y a plus de nettoyage, ce n'est pas notre expérience. Pour nous, il est plus facile de dîner avec l'enfant sur les genoux que de réserver du temps avant ou après, ou de se priver de manger parce qu'il faut nourrir les enfants.

La période du « non » à la nourriture

Vers 2 ans, l'enfant découvre qu'il a un super-pouvoir : le pouvoir de dire non. Et côté nourriture, pour certains, c'est un incroyable pouvoir : dire non à manger ! Cela rend dingue la majorité des parents. Il y a ceux qui forcent à manger, d'autres qui se fâchent ou parlent de caprices, d'autres aussi qui proposent plusieurs plats différents pour que leur enfant ne ressorte pas de table le ventre vide ou qui donnent des aliments sucrés pour que l'enfant dise enfin oui.

Quand les parents comprennent que dans cette période du « non », il ne s'agit pas de nourriture, cela change leur regard et leur comportement. À partir de 2 ans, le « non » est une étape normale, car l'enfant répond à son besoin de grandir et de devenir un individu distinct de ses parents. Ce « non » répond au grand besoin d'individuation du petit être.

Ce n'est pas contre vous, ni contre votre cuisine que votre enfant se révolte, ce n'est pas qu'il coupe le lien avec vous. C'est la première période dans sa vie où il devient lui-même, entre autres grâce à ce « non ». Ce « non » dit « oui » à grandir. En tant que parent, il faut l'accepter et y donner du sens. Face à un refus lors d'un repas, voici ce que l'on pourrait dire à son enfant : « C'est normal que tu dises "non", c'est une étape importante dans le fait de devenir grand. OK, tu n'en veux pas, ou tu n'as pas faim aujourd'hui, on verra une autre fois. » Puis on servira de nouveau un autre jour les plats que l'on a préparés. L'enfant réussira à dire « oui » car l'intention derrière son « non » a été entendue.

Entre Fabrice et son fils de 2 ans, tous les repas se terminaient en bataille. Son fils disait « non » et Fabrice insistait jusqu'à se mettre dans une colère disproportionnée. Plus Fabrice refusait de l'entendre, plus son fils renforçait son « non ». Il n'y avait que quand la mère s'interposait avec énergie que la situation finissait par s'arrêter. Tous en souffraient. Ils ont compris qu'ils ne s'en sortiraient pas seuls. Ils sont allés voir un professionnel et Fabrice a pu faire émerger en conscience les souvenirs enfouis qui l'ont traumatisé et qui étaient encore à l'œuvre au moment de nourrir son fils : il a vécu la même situation, sa mère le forçait à manger, il se résignait à finir son assiette s'il ne voulait pas rester puni des heures à table.

Souvent, inconsciemment, les parents rejouent ce qu'ils ont vécu dans leur enfance, soit en tant qu'enfant, soit avec la posture de leur propre parent qu'ils ont intériorisée.

Le parent, coincé entre sa propre enfance et son rôle de parent

Ce n'est pas facile d'être parent ! Quand notre enfant a 2 ans, nous revivons aussi nos 2 ans. Comme c'est inconscient, on ne s'en rend pas compte et on n'a pas de souvenirs précis. Mais cela fait surgir des émotions et des comportements que l'on ne comprend pas.

Si vous voyez votre conjoint sur-réagir pendant les repas, intervenez ! Ne le laissez pas faire, vous avez le droit de le contredire, contrairement à la croyance répandue selon laquelle on ne doit jamais se contredire devant les enfants. Si vous ressentez que ce qui se passe n'est pas juste, vous avez le droit de dire stop et de reprendre la main. Puis d'en parler, plus tard, loin de la table… Les enfants comprennent très bien que les parents ne soient pas d'accord, ils apprennent qu'il y a plusieurs façons de faire et cela les aide à comprendre comment on peut gérer les situations de crise.

De même, si vous sur-réagissez au moment des repas, soyez lucide et passez la main. Il s'agit sûrement d'un « élastique », c'est-à-dire une situation présente qui ressemble à une situation non résolue de l'enfance. L'immense souffrance archaïque se manifeste dans le présent.

Nous vous invitons à investiguer la façon dont se passaient les repas quand vous étiez enfant : comment était-ce pour vous et pour les personnes qui vous nourrissaient ?

EXERCICE : ON MANGE LES RESTES DE NOTRE ÉDUCATION

Prenez quelques minutes pour vous remémorer ces souvenirs des repas familiaux :
- Qui cuisinait ?
- Qui était là ?
- Est-ce qu'il y avait des heures fixes ?
- Quelles étaient les règles lors des repas ?
- Aviez-vous le droit de parler ?
- Aviez-vous le droit de choisir ?

- Est-ce que c'était en des moments d'échange ?
- Quelle était l'ambiance ? Chaleureuse ? Pesante ?

Peut-être qu'aucun souvenir ne remontera à la surface de votre mémoire : si les repas étaient des moments douloureux pour vous, votre inconscient a bien travaillé et vous les a fait oublier pour ne pas souffrir... Laissez-lui un peu de temps pour les remettre à jour. Vous verrez, dans quelques jours ou semaines, vos souvenirs reviendront et vous en souffrirez beaucoup moins, car aujourd'hui, vous êtes adulte et vous pouvez prendre soin de vous, ce que vous ne pouviez pas faire enfant. Même si votre enfant intérieur est toujours là, en vous, vous avez tout pour vous en occuper, pour le choyer, pour l'aider à aller mieux.

Ramasser ces miettes d'information peut s'avérer précieux dans le déroulement de votre propre histoire. Si vous avez des frères et sœurs, demandez-leur comment c'était. Car ils ont un autre regard et se souviennent sûrement d'autre chose, peut-être même sur vous !

Si vous soupçonnez que dans votre vie de bébé et d'enfant, il y a eu des blessures liées à l'amour, à l'attention et à la nourriture, une psychothérapie peut vous aider à réparer les mécanismes qui joueraient encore aujourd'hui dans votre vie.

À 3 ans déjà, la relation à la nourriture est établie

À 3 ans, les enfants se sont construit leur monde alimentaire, à partir de leurs propres goûts et des expériences vécues avec leurs parents et avec les personnes qui les nourrissent : en étant obligé de finir leur assiette ou pas, en mangeant des repas structurés ou pas, en ayant la possibilité de choisir ou pas leurs couverts, leur assiette, la quantité et ce qu'ils souhaitent manger, etc. Cela peut donner une relation à la nourriture paisible, joyeuse, ou au contraire triste, conflictuelle, pleine de jeux de pouvoir.

Mais même une relation saine à la nourriture peut changer à cause d'un gros stress, ou d'événements douloureux. C'est le moment où bien des enfants commencent à grossir : ils compensent une situation compliquée en se consolant avec la nourriture ou mangent pour faire face et résister. « Sois fort ! » leur conseille-t-on. Cette injonction se traduit aussi au niveau alimentaire : ils deviennent forts physiquement.

CÉLINE NE POUVAIT PAS CUISINER

Céline est venue consulter parce qu'elle associait les repas à une corvée et n'avait aucune envie de cuisiner pour ses enfants. En creusant, elle a fait le lien avec son enfance : les repas étaient synonymes de nausée et de ventre noué à cause de sa mère dépressive. La famille n'avait pas beaucoup d'argent, il y avait du pain, du lait et du saindoux, cette graisse de porc qui a permis à des générations de paysans de ne pas mourir de faim. Quand la mère était bien, le repas était serein, sinon, il fallait finir le plus vite possible pour sortir de cette lourdeur. Le père était absent la plupart du temps. Heureusement, sa grand-mère cuisinait bien et lui concoctait ses plats préférés, qu'elle lui a aussi appris à cuisiner. Grâce au travail psychologique, Céline a pu remettre l'alimentation à une bonne place...

Pour les adolescents, la nourriture n'est pas prioritaire

Les ados ont tellement de choses à construire dans les relations humaines que la nourriture n'est en général pas leur centre d'intérêt ! Un ado normal mange pour avoir le ventre plein, sans trop prêter attention à ce qu'il mange.

Si les relations dans la famille sont bonnes depuis l'enfance, il n'y a pas de raison que cela change pendant l'adolescence. Si les parents laissent assez d'autonomie à leur grand enfant, celui-ci va avoir la possibilité de grandir et s'épanouir pour devenir adulte.

Mais si les ados sont mal dans leur peau, ils peuvent avoir des comportements à dérives alimentaires, comme les régimes amincissants ou des restrictions alimentaires.

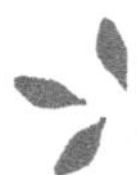

Notre société est tellement obsédée par la minceur que le mot « régime » est devenu synonyme de régime amincissant ou restrictif. Or, étymologiquement, le mot « régime » vient de *regimen* (gouvernement), *regere* (digérer) et *regisme* (royaume).

Le régime est une manière de vivre et de se nourrir pour conserver ou rétablir le bien-être du corps et de l'esprit. Dans ce livre, nous utilisons toujours « régime amincissant » ou « restrictif » pour faire la différence avec les régimes « mode de vie pour aller bien ».

On ne fait pas faire de régime amincissant à un ado

De plus en plus de médecins déconseillent les régimes amincissants, encore plus pour les enfants et adolescents en pleine croissance. Nous nous réjouissons de ce changement, car nous voyons tellement d'adultes en surpoids suite aux nombreux régimes prescrits dans leur enfance. Il est important d'avoir des habitudes alimentaires saines, mais cela n'a rien à voir avec le pesage, les restrictions ni la surveillance en continu.

En revanche, si votre enfant décide de lui-même à 13 ans de commencer un régime pour perdre du poids – qu'il ou qu'elle en ait ou pas à perdre ! –, au lieu de vous focaliser uniquement sur l'alimentation, nous vous recommandons de creuser pour connaître les raisons de cette décision et de l'aider à soigner son image de soi, à l'aide d'un thérapeute. Car même si votre adolescent maigrit, cela ne va pas lui apporter la solution miracle à ses problèmes. Il risque au contraire de tomber dans la spirale du régime, succession de pertes et de prises de poids, et de perdre de plus en plus sa confiance en lui.

La confiance en soi, l'estime de soi et l'amour de soi n'ont rien à voir avec le physique. Notre rôle de parent est d'aider nos enfants à s'aimer tels qu'ils sont, et à développer une estime et une confiance en eux tels qu'ils sont.

Elsa, 13 ans, s'est arrondie à l'arrivée des règles – ce qui est normal ! – mais elle s'est sentie mal à l'aise et a décidé de perdre du poids. Ses parents ont proposé un recadrage : moins d'aliments industriels, de sodas et de sucres, plus d'aliments de qualité. Ils ont compris que la source de son malaise devait être liée à la féminité et ont pris soin de l'écouter, de lui parler et de lui proposer quelques séances de thérapie. Elsa a appris des techniques pour développer l'estime et améliorer l'image de soi, et à prendre du recul par rapport aux relations au collège. Ses parents ont fait semblant de jouer le jeu du « régime » – s'y opposer n'aurait fait que renforcer la décision de leur fille. Ils l'ont même remerciée de les avoir aidés à aller vers une alimentation plus saine.

Si le mal-être des ados se manifeste par l'alimentation, et c'est la partie visible qu'ils affichent, le problème est ailleurs : image de soi, confiance en soi, perfectionnisme, environnement scolaire ou familial...

Quand on est parent, ce n'est pas le moment de lutter concrètement sur l'alimentation, il est préférable de reconnaître que ce symptôme autour de l'alimentation est le signe d'un problème plus profond et de chercher le bon endroit à traiter.

Les cas d'anorexie et de boulimie ne sont pas de notre ressort, car cela cache des souffrances très profondes qui se manifestent par l'alimentaire et qui nécessitent une prise en charge médicale et psychologique.

Laisser les adolescents libres de manger ce qu'ils veulent !

À cet âge, les adolescents ont besoin d'autonomie pour grandir, et plus on va les embêter avec le sucre, le gluten, les restrictions et la nourriture saine, plus ils risquent de résister. Et les résistances chez les ados, c'est du béton ! Bien sûr, on veut les voir en bonne santé et en même temps, ils ont besoin de faire leurs expériences et de choisir leur propre voie.

Si on leur a donné un bon cadre et de bonnes bases, ils y reviendront de toute façon. Sinon, ils se feront leurs propres bases. Et en assumeront les conséquences.

Des ados intolérants au lait, au gluten, aux œufs, etc., il y en a de plus en plus malheureusement. Quand ils comprennent ce qui leur fait du mal, ils décident souvent eux-mêmes d'arrêter d'en manger. Tant que la décision ne vient pas d'eux, ce n'est pas la peine d'insister. On ne meurt pas des intolérances, alors si leurs symptômes ne les dérangent pas au point de prendre la décision de les éviter, c'est qu'ils choisissent de vivre avec.

Nous vous recommandons de voir avec eux ce qu'ils souhaitent manger à la maison et de leur offrir leurs plats préférés, avec des aliments les plus naturels possible. En posant sur la table aussi de la soupe, des salades ou des légumes, ils finissent par goûter et, parfois, par apprécier et se resservir !

La culture familiale est cruciale

Chaque famille a son propre rapport à l'alimentation. Même si l'on pense que la société partage la même culture alimentaire, chaque famille possède en réalité sa propre culture familiale, définie au fil des générations par son histoire, son statut dans la société, ses habitudes et ses règles, ses croyances et tous les bagages psychologiques qui l'accompagnent.

MICHEL A REPRIS GOÛT À LA NOURRITURE

Chez Michel, les hommes étaient servis en premier. Les enfants n'avaient pas le droit de parler à table, ni de choisir les quantités ou les aliments, et il fallait terminer son assiette. Michel se souvient encore qu'il n'aimait pas le foie de veau et qu'on lui resservait sa tranche au petit déjeuner s'il ne l'avait pas finie au dîner... Pas étonnant qu'il n'ait jamais mis les pieds dans la cuisine, mangeant sans plaisir et en se fichant de ce que préparait sa femme, pourtant excellente cuisinière ! En donnant à sa petite-fille de 4 mois de la purée à la petite cuillère et en voyant ses yeux émerveillés devant les saveurs, il a fait sa propre diversification alimentaire à plus de 60 ans. Depuis, il goûte, il savoure et il est reconnaissant à sa femme pour sa créativité et le temps qu'elle passe en cuisine.

Dans l'exercice « On mange les restes de notre éducation » (p. 19), vous avez fait resurgir vos souvenirs d'enfance pour vous aider à identifier tout ce qui se passait autour de la table quand vous étiez petit, et ainsi, éventuellement découvrir les racines de vos comportements d'aujourd'hui.

Nous vous proposons de continuer à explorer les croyances familiales dans lesquelles vous êtes baigné, consciemment et inconsciemment, depuis l'enfance : cela vous aidera à identifier celles qui peuvent vous limiter aujourd'hui, celles qui vous conviennent, ou bien créer de nouvelles croyances qui sont en adéquation avec ce que vous voulez vivre.

EXERCICE : QUELLES SONT LES CROYANCES SUR LA NOURRITURE DANS VOTRE FAMILLE ?

Sans réfléchir, terminez ces phrases et notez les premiers mots qui vous viennent à l'esprit :

- La nourriture, c'est _______________________________
- Manger, ça _______________________________
- Je mange donc _______________________________
- Face à la nourriture, je _______________________________
- Je suis un/une _______________________________
- Il faut manger pour _______________________________
- Faire les courses, c'est _______________________________
- Faire la cuisine, c'est _______________________________
- _______________________________
- _______________________________

Vous trouverez ainsi les croyances profondes et souvent inconscientes, issues de votre éducation et de votre histoire, qui régissent peut-être encore aujourd'hui votre rapport à la nourriture.

Confrontez vos croyances avec d'autres pour repérer la diversité des possibilités dans le rapport à l'alimentation. Pour l'un, manger, c'est du plaisir, pour un autre, c'est de la culpabilité, ou « ça fait grossir » ou « c'est juste pour vivre ». Certains sont « gourmands » voire même « voraces », d'autres ont « un appétit d'oiseau »...

Un tas de règles régissent nos comportements avec la nourriture

Chaque famille a ses propres règles :
- On mange entre les repas ou on ne peut pas manger entre les repas.
- On ne dîne pas devant la télé ou il faut regarder les infos en mangeant.
- On ne peut pas quitter la table avant la fin du repas ou chacun a le droit de se lever quand il a terminé.
- On n'a pas le droit de manger avec ses doigts ou on peut manger avec les doigts et même les lécher pour s'essuyer.
- On ne peut pas piquer dans les plats avant d'être à table ou c'est bien de commencer à manger quand on a faim.
- On doit prendre les fruits avant les repas, ou après.
- On a le droit de manger seul ou on ne mange qu'avec les autres.
- On attend que tout le monde soit là pour commencer ou on commence quand on veut.
- On ne met pas ses coudes sur la table ou on peut poser ses coudes en mangeant.
- On a le droit de choisir ce que l'on met dans notre assiette ou c'est à la maîtresse de maison de nous servir et de décider de ce que l'on mange.
- C'est bien de se resservir quand on a faim ou une personne bien élevée ne se ressert pas ou, même si l'on n'a pas faim, on doit se resservir, car il faut vider les plats par politesse.
- Il faut toujours laisser une dernière part du gâteau ou il faut tout manger pour ne rien laisser.
- Chacun doit avoir la même quantité de nourriture ou chacun mange selon ce dont il a besoin.

- Il faut manger du pain avec chaque plat ou le pain est banni de la maison.
- Et encore bien d'autres…

Ne sous-estimez pas le côté « classe sociale » de ces règles de soi-disant politesse : ne pas saucer, ne pas roter, ne pas se resservir, ne pas lécher l'assiette… Elles ont été conçues pour se démarquer, se surclasser et se reconnaître en public.

Quand on les vit depuis l'enfance, ces règles semblent des vérités universelles ! Ainsi, Marc, qui vient d'une famille bourgeoise, a pu adoucir son jugement devant sa compagne qui lèche son couteau en public. Pour lui, c'est un comportement inadmissible qui relève de la différence de classe sociale, « Nous ne sommes pas des paysans ! ». Il a entendu toute son enfance « On ne lèche pas ses couverts ». Or, pour sa compagne qui vient d'une autre culture familiale, c'est un signe de reconnaissance que la nourriture est bonne, c'est même de la gratitude.

Si vous voulez mettre au jour la culture de votre famille, nous avons conçu l'exercice sur les règles de votre enfance, pour les reconnaître, et ne garder que celles qui vous conviennent aujourd'hui, avec lesquelles vous êtes 100 % d'accord.

Aucune de ces règles n'est gravée dans le marbre et vous avez le droit d'en changer si cela ne vous convient plus.
- « Il faut manger léger le soir » : pour une personne qui a un travail physique, ce n'est pas la meilleure idée, car elle a besoin de reprendre de l'énergie le soir.
- « On ne joue pas avec la nourriture » : pour les enfants, l'alimentation est une expérimentation et il est tout à fait normal qu'ils jouent avec. On peut même décorer les assiettes et présenter les plats sous forme de petits personnages !
- « Finis ton assiette, il y a des enfants qui n'ont rien à manger » : ce n'est pas parce que votre enfant ne finit pas son assiette qu'il n'y aura plus d'enfants qui meurent de faim. Inutile de le culpabiliser : cela n'a rien à voir. De plus, obliger un enfant à finir son assiette l'empêche de s'écouter et de respecter ses propres besoins.

Quand nous avons compris quelles règles venues de l'enfance nous régissaient, nous avons retrouvé de la liberté ! Car nous n'avons plus à les subir, ni à réagir en opposition. Nous sommes libres de les changer si elles ne nous conviennent plus et de rechoisir consciemment celles qui nous vont toujours. Comprendre que chaque famille a ses propres règles nous aide aussi à mieux respecter celles des autres.

EXERCICE : LES RÈGLES DE VOTRE ENFANCE

À vous de mettre au jour la culture de votre famille : qu'avez-vous entendu, enfant, comme règles, à la maison, autour des repas ?

Voici les grands classiques : cochez les phrases qui vous sont familières puis ajoutez les vôtres :

☐ Finis ton assiette !

☐ Pas de dessert si tu ne manges pas ton plat !

☐ Tu ne peux pas manger de fromage sans pain. (Ou l'inverse.)

☐ Il faut manger de la soupe pour grandir.

☐ Le pain, c'est la vie.

☐ Il n'y a pas d'heures pour manger.

☐ On mange à heures fixes.

☐ Le pain, ça fait grossir.

☐ Mange du fromage, un yaourt, pour tes os.

☐ Il faut prendre un petit déjeuner.

☐ Il ne faut pas sauter de repas.

☐ Il faut manger léger le soir.

☐ Ne mange pas avec les doigts !

☐ Il faut toujours laisser une part dans le plat.

☐ Sois poli, laisse passer les autres d'abord.

☐ Ne joue pas avec la nourriture !

☐ Ne mange pas trop !

☐ On mange assis.

☐ Ressers-toi !

❑ Tu ne manges pas assez !

❑ Mangez pendant que c'est chaud !

❑ Il faut attendre que tout le monde soit là pour commencer.

❑ ____

❑ ____

❑ ____

Est-ce que ces phrases régissent toujours votre comportement à table ?

Si vous avez des enfants, est-ce que vous les leur répétez ?

Faites le tri : gardez les règles qui vous conviennent aujourd'hui, car elles vous font du bien, et supprimez ou adaptez celles qui vous limitent et vous empêchent d'avoir du plaisir avec la nourriture.

Cela peut aussi remonter loin !

L'intériorisation des croyances familiales, y compris datant de plusieurs générations, peut expliquer les problèmes que nous rencontrons avec l'alimentation. Ce processus se met en place généralement au moment de l'enfance, sans que nous en ayons conscience.

LISE ET LA PEUR DE GROSSIR

La mère de Lise se pesait tous les matins, et si elle voyait 200 grammes de plus que la veille sur le cadran de la balance, elle commençait un régime où elle se restreignait et ne mangeait pas à sa faim. Elle projetait sur sa fille sa peur de grossir et la traitait de rondouillarde, alors que Lise avait un poids standard pour son âge. Enfant, Lise a intériorisé qu'il fallait se peser tous les matins, que grossir, ce n'était pas bien et que si on grossissait, il fallait se punir... Lise a passé sa vie de régime en régime sans arriver à perdre définitivement du poids. Aujourd'hui, elle accepte son corps tel qu'il est, et lui donne de bons nutriments pour être au top de sa forme. Elle s'est libérée de la tyrannie du poids et ne se pèse plus.

Si vous avez des ancêtres qui ont souffert de la faim, même de famines, cela peut encore avoir des influences sur la culture familiale et ainsi sur votre comportement peut-être disproportionné.

ISABELLE A PEUR DE MANQUER

Isabelle se trouvait agressive quand il y avait beaucoup de personnes à table et peu à manger. Elle avait envie de tout dévorer avant les autres et était prête à piquer leur nourriture ! En travail de constellations familiales, un processus thérapeutique pour réparer les blessures générationnelles, elle a fait le lien entre son agressivité disproportionnée et le vécu de certains de ses ancêtres qui, eux, ont dû se battre pour manger et survivre. Quand elle est invitée et qu'elle stresse en pensant qu'il n'y aura pas à manger pour tout le monde, elle pense à ses ancêtres et prend une minute pour honorer leur vie. Ainsi, elle est libérée de ce lien inconscient qui la faisait souffrir.

Nous avons presque tous des aïeux qui ont connu la guerre et qui ensuite ont modifié leur alimentation par compensation. Ils vont finir leur assiette car, inconsciemment, ils ont peur de manquer et qu'il faut prendre tant qu'il y a. Ils obligent souvent leurs enfants aussi à finir leur assiette, même s'il n'y a plus de danger de manque.

Nous voyons beaucoup de personnes traumatisées par cette obligation de finir son assiette. C'est une violence de forcer une personne à ingérer quelque chose quand elle n'est pas d'accord. C'est un abus de pouvoir. Même si les parents ne sont pas mal intentionnés, cela peut faire des dégâts. Pour survivre, les enfants se coupent des signaux de leur corps et continuent, une fois adultes, à se forcer à manger ce qui ne leur convient pas. Cela peut conduire à des problèmes digestifs, des intolérances, des souffrances articulaires. Non, vos sensations ne sont pas des caprices. Ce sont les signes que votre corps vous envoie pour vous donner une information essentielle.

Explorer son passé ne veut pas forcément dire que vous y trouverez de gros problèmes. C'est une démarche intéressante pour prendre conscience de sa façon de fonctionner par rapport au vécu de ses ancêtres et mieux comprendre sa relation à la nourriture aujourd'hui.

EXERCICE : L'EXPLORATION DES ANCÊTRES

Prenez le temps d'explorer le rapport à la nourriture de vos parents, des personnes qui vous ont élevé et si vous voulez, n'hésitez pas à remonter à vos aïeux : grands-parents, arrière-grands-parents...

- Que pense votre mère de la nourriture ?
- Votre père ?
- Vos grands-parents ?
- Et les générations au-dessus ?

Pour chacun, essayez de répondre à ces questions :

- Quel était leur rapport à la nourriture quand ils étaient enfants ? Et adultes ?
- Y a-t-il eu des guerres, des famines ?
- Y a-t-il eu des régimes, des restrictions ?
- Y a-t-il eu des maladies liées à l'alimentation : intolérances, allergies, etc. ?
- Y a-t-il eu des problèmes avec l'alimentation : boulimie, anorexie, hyperphagie, etc. ?
- Que mangeaient-ils ?
- Comment mangeaient-ils ?
- Que pensaient-ils de leur corps ?
- Que pensent-ils – ou qu'imaginez-vous qu'ils pensent – de vous, de votre corps, de votre façon de vous alimenter ?

Pour explorer, vous pouvez décider d'un temps pour y réfléchir et en discuter avec votre famille ou avec des amis.

Les repas, ça peut être sympa !

Nous aimons beaucoup les travaux du professeur Trémolières, l'un des premiers nutritionnistes français dans les années 1960. Il recommande d'avoir au moins un repas complet par jour avec de la nourriture préparée à la maison : des légumes, des protéines (viande, poisson, œufs, fromage, légumineuse entre autres) et en famille ou entre amis, car les aliments ne nous nourrissent pas qu'avec leurs valeurs nutritionnelles. Nous, les êtres humains, sommes aussi nourris par les relations avec les autres, par le partage, par la cohésion sociétale ou familiale, par l'appartenance à un groupe. Les paquets de biscuits apéro ne comptent pas ! Manger devant la télé non plus ! C'est aussi bon pour des raisons relationnelles : dans notre vie, chacun a son travail, son école, ses occupations, et se retrouver au moins une fois par jour sert de colonne vertébrale pour la famille. Et si une fois par jour n'est pas possible, une ou plusieurs fois par semaine, c'est déjà une bonne base.

Saupoudrez vos plats de positif

Nous avons le choix de faire du repas un moment de partage joyeux. Pour ça, nous vous déconseillons d'aborder des sujets stratégiques à table, car notre cerveau va relier nos émotions et nos sensations corporelles à la nourriture. Nous avons rencontré des personnes devenues intolérantes à ce qu'elles ingéraient quand elles ont appris une mauvaise nouvelle, d'autres digèrent moins bien ou perdent l'appétit à cause du ventre noué, d'autres encore mangent trop pour compenser les émotions négatives suscitées par la discussion.

À table, ce n'est pas le moment de parler des devoirs à faire, de demander les notes de l'école, de râler sur son patron ou son client, de faire des reproches sur ce que l'on mange ou ne mange pas, ni de regarder l'assiette des autres en surveillant si elle se vide ou pas, en déplaçant ainsi sa frustration sur l'assiette, surtout sur celle des autres.

Nous avons expérimenté que parler de choses drôles ou positives qui nous sont arrivées dans la journée crée beaucoup plus de lien.

YVES EST STRESSÉ À TABLE

Dans la famille d'Yves, le repas du soir servait à parler politique, commenter les actualités et râler sur le monde qui ne tournait pas rond. Sa fille, adolescente, refusait d'y participer et se taisait, ce qui exaspérait Yves. Après avoir vu un coach, il a choisi de parler de choses positives : ce qui se passait de bien dans son travail, ce qui le réjouissait... Sa fille, en quelques jours, s'est mise spontanément à lui raconter ce qui se passait dans sa vie à elle. Yves a aussi changé ses repas d'affaires : quand il négocie avec ses partenaires, c'est dans un bureau, et quand ils mangent, c'est pour un réel moment de partage. Sa nouvelle pratique améliore ses relations avec les partenaires et depuis Yves digère mieux son repas car il n'a plus de stress à table.

La méthode des *« flash news »*

Au moment du repas, le principe consiste à raconter aux autres ses *« flash news*[1] *»*, les bonnes nouvelles de la journée. C'est un peu le France Info de la famille, mais en ne gardant que le positif qui fait du bien. Cela donne un cadre à la discussion et remplit le réservoir de reconnaissance de chacun : c'est un vrai échange, où tout le monde participe.

Dans un autre format, vous pouvez aussi parler des *« bad news »*, les mauvaises nouvelles. Mais pour garder l'esprit positif de la méthode, il faudra trouver trois éléments positifs pour contrebalancer un élément négatif. Même si ce sont de toutes petites choses positives, cela aide à voir la vie du bon côté et à relativiser.

Prenons l'exemple de la famille d'Ella, un couple avec une fille et un garçon. Leurs *flash news* ressemblent à cela :

— J'ai joué au foot après le collège avec mes copains.

— Et moi, je suis contente, car j'ai croisé ma copine de primaire alors que l'on n'est plus dans le même collège et on va se voir ce week-end.

— Et il y avait des frites à la cantine !

— Pour moi, c'était super, j'ai bossé efficacement aujourd'hui et j'ai eu le temps d'aller me balader.

— Et moi, je suis allée à la bibliothèque avec ma classe et j'ai un nouveau livre que j'ai envie de lire.

— Ma réunion ne s'est pas très bien passée, mais après, j'ai déjeuné avec des collègues et ça m'a fait du bien d'échanger avec eux.

---

1   Chine Lanzmann, *Guide de l'auto-coaching pour les femmes*, Pearson, 2017.

Ces *flash news* servent à lancer la discussion, car les autres posent des questions. Tout ce positif qui circule, ça fait du bien à tout le monde. Car si l'on pose la question « Ça s'est bien passé, ta journée ? », en général, la réponse est « oui » ou « non » ou « bof… » et rien de plus.

Si vos repas sont pesants, nous vous conseillons d'essayer cette méthode, ou en tout cas, de parler de choses positives, vous verrez, au bout de quelques jours, l'ambiance en sera améliorée.

Quand on mange seul…

Si vous mangez seul, nous vous recommandons d'instaurer un moment juste pour manger, assis, sans distraction pour mieux profiter de la nourriture. Préparez-vous une jolie table, choisissez une vaisselle qui vous plaît. Pour vous mettre dans de bonnes conditions positives, faites le point de votre journée, les choses positives qui vous sont arrivées. Si c'est négatif, mettez-le de côté, pour vous réjouir de ce moment nourrissant. Si le temps le permet, installez-vous dehors ou dans un petit coin de nature. Prenez le temps de savourer ce que vous mangez.

Le repas idéal – pour tout le monde

À table, il peut y avoir des tensions dues à l'état psychologique de chacun, le stress, la tristesse, la colère. Au lieu d'assumer son état émotionnel, on va déverser notre état d'âme sur la table, en prenant le comportement des autres, qu'il soit alimentaire ou physique, comme prétexte. Stressé, on a tendance à être plus strict et exigeant : « Tiens-toi droit ! », « Ne mets pas tes coudes sur la table », « Finis ton assiette », « Ne mange pas trop de pain ! », etc.

Pour diminuer ces tensions, il est utile de séparer notre humeur des règles qui servent de base pour bien vivre ensemble. Plus ces règles sont claires, plus il y aura d'harmonie. Une bonne solution consiste à décider, tous ensemble, des règles de la communauté.

Dans la famille de Julia, chacun avait ses propres idées concernant le repas idéal. Et personne n'était ni d'accord ni content. Julia a lancé l'idée de rassembler ce qui était important pour les uns et les autres en demandant à chaque membre de la famille quelles règles il aimerait observer. Après une première phase de ramassage de propositions, sans jugement, elle a fait voter chaque règle et la famille n'a gardé que celles passées à l'unanimité :

« Dans notre famille,

- *on mange autour de la table : ni ailleurs, ni devant la télé ;*
- *on mange de la pizza une fois par semaine ;*
- *on ne fait pas de bruit avec sa bouche quand on mange ;*
- *on dîne tous ensemble – sauf exception ;*
- *on ne force personne à manger ;*
- *on se sert soi-même. »*

EXERCICE : QUELLES SONT LES RÈGLES QUI VOUS CONVIENNENT ?

À vous de définir vos propres règles de famille ! Attention, cela prend du temps. Pour Julia, son conjoint et leurs deux enfants, cela a pris environ six mois, sans pression, dans la bonne humeur, pour se mettre d'accord sur tout.

La première étape consiste à regrouper les propositions de tous les membres de la communauté. Puis l'idée est de voter et de discuter des règles jusqu'à se mettre d'accord et les adopter à l'unanimité. En consultant tout le monde, vous verrez comme cela encourage l'adhésion. Quand tous les membres de la famille sont d'accord pour suivre ces règles, les repas sont plus sereins et tout le monde digère bien mieux !

Vous avez tout en main pour instaurer une ambiance plus joyeuse, détendue et savoureuse à table. Allez-y doucement, impliquez votre famille, donnez-vous du temps pour que cela change. En créant ensemble les conditions qui vous conviennent le mieux, l'alimentation trouvera sa place : celle de bien nourrir, de donner de l'énergie, de permettre d'être de bonne humeur...

Chapitre 2

UNE RELATION COMPLEXE À LA NOURRITURE

Nous sommes loin de l'époque où l'alimentation était une simple question de survie. On mangeait ce qu'il y avait quand il y en avait. Et s'il n'y en avait pas, on risquait la mort. C'était simple, mais mortel. On mangeait pour vivre et on ne vivait pas pour manger.

Aujourd'hui, la situation est différente. Dans une société où la nourriture est surabondante, la minceur est un diktat qui dirige notre vie et notre façon de nous alimenter en nous coupant de nos besoins et de nos ressentis. Les régimes amincissants empêchent beaucoup de femmes de vivre heureuses et, en plus, creusent l'inégalité au travail entre les hommes et les femmes. Nous rencontrons au quotidien des femmes qui ont perdu leur confiance en elles à cause de leur façon de se nourrir, de leur regard sur elles-mêmes et sur leur corps.

Comme certains chercheurs universitaires, dont l'anthropologue Françoise Héritier[1], nous pensons que l'alimentation est même un moyen de contrôle des femmes, et depuis longtemps. Naomi Wolf[2], la célèbre top-modèle devenue anorexique, puis auteure féministe, va encore plus loin et s'exprime ainsi : « Une culture obsédée par la minceur des femmes n'est pas une obsession de la beauté féminine

---

[1] Françoise Héritier, *La différence des sexes*, Presses universitaires de France, 2005.
[2] Naomi Wolf, *Quand la beauté fait mal*, First, 1991.

mais une obsession pour qu'elles obéissent. Le régime amincissant est le sédatif politique le plus puissant de l'histoire. »

L'alimentation est également devenue un substitut de religion. Des gourous d'internet aux médecins et nutritionnistes en tant que grands prêtres, ils nous disent quoi manger et quoi évincer pour arriver au salut : s'élever spirituellement ou être en bonne santé, ne pas grossir ni vieillir.

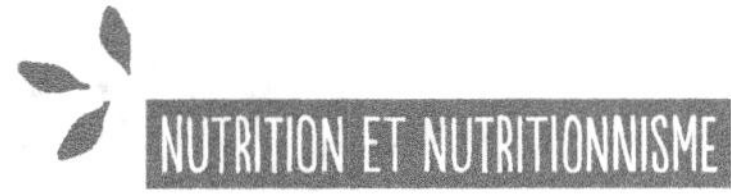

La nutrition est la science qui étudie la composition des aliments (macro et micronutriments) et comment l'organisme les transforme et les utilise.

Le nutritionnisme est une idéologie selon laquelle ce sont les nutriments scientifiquement identifiés qui déterminent la valeur d'un aliment. Et comme les nutriments, personne ne peut les voir, on a besoin d'experts : nutritionnistes, diététiciens et scientifiques qui sont comme des prêtres...

Michael Pollan, journaliste scientifique, a introduit la notion de « nutritionnisme ». Il milite pour la réhabilitation de la bonne nourriture, brute, non transformée, cuisinée maison, avec des produits cultivés ou élevés traditionnellement.

La nourriture est là pour nous restaurer, nous faire du bien et nous donner du plaisir. Pourtant, combien d'entre nous se font du mal en se privant, en mangeant industriel ou en s'astreignant à des régimes qui ne leur vont pas ?

L'une des voies de ce livre est de montrer la différence entre prendre soin de soi et se faire souffrir. Mais qu'il est difficile d'admettre que ce que l'on percevait comme la clé de la santé était en fait nocif ! Quand on croit en un sauveteur, c'est dur de le renier. D'autant plus que les régimes santé sont devenus une nouvelle religion, et les croyants, même déprimés, dénutris, ont du mal à changer de voie.

Identifier les conduites nocives et prendre conscience du mécanisme de dépendance constitue une première étape sur le chemin du mieux-être. Et avec de la patience, tout est possible !

Les régimes : une dictature pour le corps et l'esprit

Les régimes amincissants comme de nouvelles religions

Le fait que tant de personnes, hommes et femmes, soient aujourd'hui dans le contrôle de leur nourriture, viendrait-il aussi de la religion ? C'est la théorie de Michelle Lelwica[1], professeure de théologie aux États-Unis. Dans son livre, elle fait le lien avec le corps « impur » par rapport à l'esprit « pur » et les pénitences pour se purifier.

Au XIVᵉ siècle, Catherine de Sienne se privait de nourriture. Elle en est morte à 33 ans et a été plus tard canonisée. L'anorexie, à l'époque, était sanctifiée ! Cela s'appelait *« anorexia mirabilis »*, le miracle de l'anorexie...

Les femmes avaient moins de façons de s'affirmer et d'œuvrer dans la société que les hommes. Pour prouver leur valeur, une option était d'être pures, donc de ne pas manger et d'avoir le contrôle sur leurs pulsions corporelles.

On se croit libre en faisant un régime ou en démarrant un jeûne, mais c'est tout le contraire. Au plus profond de nous, les jeûnes et les régimes sont toujours liés aux religions qui opposent un esprit pur à un corps représentant le mal, le salut étant le triomphe de l'esprit sur le corps. Donc, il faut purifier le corps : avec des purges, des jeûnes, des restrictions, etc.

---

1   Michelle Mary Lelwica, *Starving for Salvation*, Oxford University Press, 2002.

C'est une tragédie. Des régimes excessivement restrictifs nuisent à la santé sur le long terme : carences nombreuses, perte d'énergie, perte de confiance en soi, stérilité dans les cas les plus graves. Après des années de souffrances et d'errances, il faut beaucoup de temps et surtout un changement de mentalité pour retrouver une vie normale. Ces schémas sont ancrés d'autant plus profondément que la personne les a pratiqués longuement. Même si l'on se sent mal, physiquement et psychologiquement, il n'est pas évident d'aller à l'opposé de ce qui a été vécu comme des convictions : pour un vegan de manger du poisson ou du fromage, pour un crudivore de repasser à une alimentation cuite et chauffée, ou pour une « régimeuse » de longue date d'accepter des aliments nourrissants comme les graisses, sans restriction.

Heureusement, tous les cas ne sont pas extrêmes et on peut revenir en arrière avant de causer à son corps des dégâts irréparables. Plus tôt on arrête pour revenir à une alimentation la plus diversifiée possible, plus facile et rapide sera le remède.

MATHIEU N'A PLUS D'ÉNERGIE

Mathieu, jeune informaticien, est devenu végétarien sur les conseils de son professeur de yoga. N'ayant jamais cuisiné, il achetait tout au supermarché : salades préparées, steaks de soja, etc. Après six mois, il avait moins d'énergie, n'arrivait plus à se concentrer lors des méditations, et au travail, il faisait de plus en plus d'erreurs. Il a cherché des solutions et a opté pour une cure d'un mois de jus de légumes verts. La première semaine, il s'est senti mieux : regain d'énergie, pensées plus claires, sommeil plus profond... Il a continué. Ses amis ont commencé à lui dire qu'il était devenu tout gris, maigre, acariâtre. Lui, ne voyait rien et n'écoutait rien, jusqu'à ce qu'il s'évanouisse à la fin de la troisième semaine. Il a arrêté sa cure et a décidé de se faire aider.

Le corps ne peut pas être en permanence en drainage, il s'épuise forcément. Avec l'aide d'un professionnel, Mathieu a repensé son végétarisme pour qu'il soit plus équilibré et plus adapté à son profil et son activité physique. Il a supprimé les aliments transformés et a introduit de bonnes graisses et protéines, comme du beurre, des œufs, des algues, du fromage, des oléagineux. En deux mois - il est jeune ! – il a atteint une forme qu'il n'avait jamais eue. Au niveau alimentaire, il a compris ce qui lui convenait et où étaient ses limites. Sa spiritualité est renforcée, car il arrive à bien méditer et à faire ses exercices quotidiens de yoga. D'ailleurs, des activités comme faire les courses, cuisiner, déguster peuvent faire partie de sa méditation quand il les fait en conscience.

Les restrictions nous empêchent de vivre

Non seulement le contrôle permanent de son alimentation est épuisant, mais il empêche de vivre normalement. Pour éviter les tentations, certains se privent de sorties, au restaurant par exemple, que ce soit dans un contexte personnel ou professionnel, renforçant ainsi leur isolement.

KATIA N'A PLUS CONFIANCE EN ELLE

Au travail, personne ne pouvait imaginer que Katia avait des problèmes avec la nourriture. Et pourtant, entre 20 et 33 ans, elle a passé son temps en restriction alimentaire. Elle refusait les sorties avec les collègues pour ne pas boire ni manger... et ratait du coup ces occasions pour construire son réseau. Elle sait aujourd'hui que si elle avait eu assez confiance en elle pour participer à la vie sociale avec ses collègues, sa carrière aurait avancé plus rapidement. Elle se mettait en échec, car il est impossible de tenir les régimes hypocaloriques en continu sur du long terme !

Les régimes restrictifs épuisent, tant physiquement que mentalement. Ils détruisent la confiance en soi et donnent à ceux qui les suivent un sentiment d'échec, car il y a forcément des écarts, des vacances, des fêtes. Mais il est impossible de vivre au quotidien avec des restrictions permanentes ! Cet état de contrôle bride la joie de vivre, limitant la fabrication des neurotransmetteurs favorisant le bien-être, et empêche bien des personnes de s'épanouir.

Les régimes accentuent l'inégalité au travail

Pendant que les jeunes femmes luttent pour avoir une silhouette parfaite tout en se dénutrissant et en perdant de la confiance en elles, leurs collègues masculins, eux, construisent leur carrière en mettant toute leur énergie dans leur travail, à se mettre en valeur et à se positionner.

Même s'il y a toujours des exceptions, nous pensons que les femmes au régime, c'est aussi une forme de domination masculine, car les régimes les rendent plus faibles et plus fragiles et elles ont alors moins confiance en elles. Bien sûr, nous n'oublions pas le poids de l'éducation, ni le fait que le monde du travail est encore un monde masculin – en tout cas au sommet...

Si les femmes mangeaient comme les hommes – et les hommes sont moins soumis à l'injonction de minceur dans notre société –, elles auraient plus confiance en elles et il y aurait plus d'équité dans le monde professionnel.

Les régimes contre la liberté des femmes

Qu'est-ce qui fait que tant de jeunes femmes intelligentes vivent cette situation ? Est-ce qu'elles paient inconsciemment leur liberté, leur épanouissement sexuel, leur réussite professionnelle ? Dans l'inconscient collectif, elles devraient être en train de fonder une famille, or, elles travaillent, sont autonomes, ont des amoureux... et ne répondent pas aux injonctions inconscientes de la société.

NELLY A 3 KILOS DE TROP

Nelly ne supporte pas les 3 kilos qu'elle a « en trop », selon elle, au niveau des hanches et qui reviennent toujours après les régimes. Elle a démarré un programme très précis mêlant sport et restrictions caloriques pendant six semaines. Elle a perdu ses kilos mais se retrouve avec une extrême fatigue et des vertiges qui l'empêchent de travailler, et elle perd ses cheveux. À cause du sport, elle n'a plus de temps pour sortir, être avec des amis, profiter de la vie... Elle surveille son alimentation et, si elle n'arrive pas à contrôler ce qu'elle mange, elle se punit avec encore plus de sport. Elle s'interdit d'être satisfaite avec la nourriture et fait de l'alimentation une ennemie.

Nous ne rejetons pas tout en bloc ! Prendre soin de soi peut aussi passer par des cures alimentaires (type paléo, antifatigue) de quelques jours, même un jour de mono-diète (comme riz, carotte ou bouillon) dans la semaine pour reposer son système digestif, faire du sport pour avoir plus d'énergie. Cela n'a rien à voir avec les excès comme les quarante jours de jus de légumes verts, dix jours de jeûne hydrique en randonnée plusieurs fois par an ou du sport intensif tous les jours !

Si cela vous donne de l'énergie et que vous le faites avec enthousiasme, foncez ! Si seul votre mental vous le commande, n'y allez pas. C'est la même chose pour le sport : cela fait du bien à tous d'en faire régulièrement, au contraire des comportements excessifs qui mêlent cures de détox et sport à outrance. L'idée derrière cette souffrance est que le corps est impur et qu'il faut le soumettre par la volonté.

Les jeux psychologiques autour de l'alimentation

Le modèle Parent/Adulte/Enfant

L'alimentation est un des domaines qui cristallise les jeux psychologiques, que ce soit seul ou à plusieurs. Avant d'apprendre à les identifier pour les désactiver, il faut comprendre d'où viennent les différentes attitudes que l'on peut adopter face à la nourriture. C'est là qu'intervient le modèle Parent/Adulte/Enfant, issu de l'analyse transactionnelle[1] qui étudie notre comportement en fonction des différentes parties que l'on a en soi.

Quelle cacophonie dans notre tête ! Une partie de nous veut absolument nous imposer de manger d'une certaine façon, une autre partie veut pouvoir choisir ce qui lui plaît quand ça lui plaît, et une troisième peut s'opposer aux deux premières ! Notre personnalité possède de nombreux aspects différents, notamment ces trois composantes : Parent, Adulte et Enfant. Quand on comprend comment cela fonctionne, on peut choisir de se placer dans des positions aidantes

---

[1] Eric Berne, médecin psychiatre américain (1910-1970), fondateur de l'analyse transactionnelle, utilisée encore aujourd'hui en coaching, en thérapie et en entreprise. *Que dites-vous après avoir dit bonjour ?*, éditions Tchou, 2013.

et bienveillantes, plutôt que de rester dans des postures rebelles, victimes ou dévalorisantes.

Notre partie « adulte » est la plus objective

L'adulte en nous représente la partie la plus factuelle. C'est lui qui est en train de lire ce livre pour s'informer. Il est très important de la développer dans la relation à l'alimentation. Il est celui qui connaît les règles de base de la nutrition, choisit la provenance et la qualité de ses aliments, fait le budget de ses courses, s'organise en cuisine, apprend à cuisiner, etc. Vive votre adulte ! Remerciez-le de vous aider dans ce chemin.

Notre « enfant » intérieur est toujours là

Notre enfant intérieur rassemble ce que l'on a vécu dans notre enfance, et il est toujours en nous. Il peut être libre, proche de ses émotions, de ses ressentis, de son intuition, du jeu, du rire. Mais il peut être aussi soumis, se dévaloriser et perdre confiance en lui, ou encore être rebelle, c'est-à-dire prendre le contre-pied de tout et souvent se sentir très mal.

Par rapport à l'alimentation, souvent, on se place en enfant soumis face à une règle ou une autorité. Il va suivre des règles qui ne lui conviennent pas, mais continue de s'y soumettre en se disant que c'est lui qui a un problème s'il n'y arrive pas. Si l'on reste dans l'enfant soumis, on ne peut pas avoir une relation saine à l'alimentation. On va finir son assiette même si l'on n'a plus faim. On continue à suivre des régimes amincissants et quand on craque, on pense que c'est notre faute et on recommence de manière encore plus restrictive. On peut aussi suivre des régimes de santé et se sentir encore plus malade, mais c'est parce qu'on ne l'a pas assez bien fait...

Quand on a été trop « soumis », on peut se rebeller d'un coup ! Et là, envoyer balader toutes les règles, même celles du bon sens. L'enfant « rebelle » peut manger de la pizza tous les jours et même quand il n'en peut plus, il va continuer, juste pour se rebeller.

L'idéal dans la relation à la nourriture est de développer l'enfant « libre » qui sait être proche de ses goûts, de ses ressentis. Il écoute et respecte sa faim et son corps.

Notre « parent » intérieur peut nous aider ou nous enfoncer

Nous connaissons tous ces petites voix qui nous ordonnent de manger des légumes ! De bien se tenir à table ! Mais qui peuvent aussi constamment nous gronder, nous critiquer et nous dévaloriser... Tu as trop mangé ! Tu n'as pas assez mangé ! Elles viennent de notre enfance et ce sont les voix de nos parents, des personnes qui s'occupaient de nous et des règles de la société que nous avons introjectées. Et le pire, c'est que nous les écoutons toujours.

Il est possible d'avoir un parent bienveillant qui nous aide à grandir au lieu de nous rabaisser. Et ce parent-là, si nous ne l'avons pas eu enfant, nous pouvons nous le construire aujourd'hui, en étant adulte. Ce parent bienveillant va nous aider, nous encourager et poser des limites avec justesse pour nous sécuriser.

Prenons l'exemple des légumes dans l'alimentation. Le parent bienveillant va nous dire : « Il faut manger des légumes pour être en bonne santé ! C'est bien ! Tu as mangé ton assiette de haricots verts. Bravo ! Continue ! » Au contraire, le parent négatif va nous juger, nous critiquer : « Tu ne manges pas assez de légumes ! Tu vas être malade ! Il faudrait que tu en manges encore plus ! »

Vous pouvez décider de ne plus écouter la voix de votre parent négatif et même, de la transformer en positif et d'en faire un véritable soutien.

La combinaison idéale aligne tout notre être en positif. On profite de la puissance de notre enfant libre, du bon cadre et des encouragements d'un parent intérieur bienveillant et du côté rationnel et ancré dans la réalité de l'adulte. C'est ce que l'on appelle « l'adulte intégré ». La vie devient plus simple, on évite les jeux psychologiques et le rapport à l'alimentation est sain, simple et joyeux.

EXERCICE : DÉVELOPPEZ VOTRE PARENT BIENVEILLANT POUR PRENDRE SOIN DE VOUS

Nous avons introjecté les critiques, les croyances, les pensées de nos éducateurs, de la société, et nous nous y accrochons sans même nous en rendre compte parfois. Prendre le temps d'écouter jusqu'au bout ces voix peut nous aider à nous exprimer totalement.

Écoutez et notez les phrases de vos voix critiques intérieures.

Si vous voulez des pistes, c'est facile ! Il suffit de terminer les phrases suivantes :
- Avec la nourriture, tu _______________________
- Quand tu manges, tu _______________________
- À table, tu fais toujours _______________________
- À table, tu devrais _______________________
- À table, tu ne devrais pas _______________________
- À table, il faut _______________________
- À table, il ne faut pas _______________________
- À table, _______________________
- À table, _______________________

Tentez de les décrypter. D'où viennent-elles ? Sont-elles féminines, masculines ? Est-ce qu'elles viennent de vos parents ? grands-parents ? instituteur ? mentor ? médecin ? Est-ce que vous reconnaissez certaines expressions qui peuvent vous mettre sur la piste de leur origine ?

Que diriez-vous à votre meilleur ami, qui se retrouverait dans cette situation ? Transformez ces phrases en mots bienveillants, positifs, qui font du bien, qui encouragent, qui donnent des permissions...

Voici quelques idées :

Oh, ma chérie, tu as mangé plein de chocolat, tu dois être vraiment très triste... Cela n'est pas facile ce que tu vis... Qu'est-ce qui pourrait te faire du bien pour te sentir mieux ?

Tu n'as pas encore trouvé ton équilibre, mais tu es en chemin, tu avances super bien ! Vas-y, continue ! Qu'est-ce que tu peux apprendre de tout ça ? Qu'est-ce que tu peux modifier pour que la prochaine fois, dans la même situation, ça se passe autrement ?

Tu es très courageux d'avoir entrepris un changement alimentaire. C'est tout à fait normal de ne pas encore être au top et de faire des choses qui ne rentrent pas dans le cadre que tu t'es fixé, cela fait même partie du processus de changement. Si ce que tu entreprends te fait du bien, continue ! Tu n'es pas obligé d'être parfait.

Je suis responsable, je sais à peu près ce qui me fait du bien, je décide ce que je mange et combien j'en mange et j'ai le droit de me tromper.

Je sais quand je mange à cause du stress, de l'ennui et de la tristesse, et j'accepte cela.

Je sais que dans la relation à la nourriture, c'est tellement complexe, tellement ancré, profondément, inconsciemment, et aussi corporellement, qu'il n'y a pas de faute.

À vous :

Identifier les principaux jeux psychologiques

Pour améliorer notre relation à l'alimentation, il est passionnant de décortiquer la façon dont s'emmêlent nos pensées et nos émotions pour nous enfermer dans des comportements alimentaires négatifs. Les jeux psychologiques à plusieurs sont des schémas non identifiés que nous avons vécus enfant et que nous continuons à reproduire une fois adulte, inconsciemment. Et ils nous font toujours du mal.

Voici ceux que nous rencontrons le plus souvent. Les reconnaissez-vous ?

« L'alimentation me fait mal » : quoi que je mange, je me sens mal. Je ne prends pas la responsabilité de ma vie, je pense que tout ce qui ne va pas dans ma vie vient de la nourriture.

« L'alimentation va me sauver » : c'est un peu la suite du précédent. Je pense que la nourriture est la seule voie vers un apaisement. Je suis fatigué ? C'est à cause de ce que j'ai mangé. Je suis déprimé ? C'est à cause du sucre. Je suis malade ? C'est que j'ai mangé trop de produits laitiers… Je ne vois pas l'importance du psychologique, ni du lien avec les autres. Je ne crois qu'à l'aliment-thérapie, ce qui a ses limites.

« Je sais ce que tu dois manger » : moi, je sais, j'ai tout compris et je vais vous expliquer ce que vous devez manger. J'embête les autres s'ils ne font pas comme moi. Je ne rate pas une occasion pour leur faire remarquer qu'ils ne mangent pas comme je l'entends.

« Il faut manger comme ci et pas comme ça » : dans le même esprit que le jeu précédent. Là, c'est une question de morale, pour sauver la planète, ou pour être en bonne santé ou s'élever spirituellement…

« Rien ne marche… » : je me plains de tout et n'importe quoi, j'ai tout essayé, tous les régimes, toutes les façons de manger, mais rien ne fonctionne pour moi. Personne ne peut m'aider. Je veux en fait me faire plaindre sans prendre la responsabilité de mes propres problèmes.

« Si tu mangeais comme ci ou comme ça... » : je me pose en diététi-cien et explique à tous ceux qui veulent l'entendre que c'est simple, « il suffit de... » pour ne plus avoir de problème.

« Regarde ce que tu m'as fait faire » : j'ai suivi tes conseils, et main-tenant à cause de toi, je me suis rendu compte que le fromage me fait mal alors que j'adore le fromage ! À cause de toi, j'ai mangé du gâteau, j'ai pris du poids, j'ai mal au ventre... Ce jeu rend l'autre systé-matiquement responsable de ses problèmes.

« Moi, je n'ai aucun problème avec l'alimentation » : je me protège en affirmant haut et fort et un peu trop souvent que je peux manger ce que je veux, il suffit de manger un peu de tout, c'est l'équilibre qui compte. Inconsciemment, je reproche aux autres d'avoir des problèmes et je ne vois pas les miens. Je suis dans le déni.

« Non merci ! » : je refuse toute proposition de nourriture, pour ne pas être nourri par les autres, car enfant, je ne pouvais pas choisir ni dire non. C'est pour me prouver aujourd'hui que j'ai le droit de dire non.

« Je veux manger dans ton assiette » : sans demander, je pique dans l'assiette des autres. Juste pour goûter. Ou pour prendre quelque chose qu'ils ont laissé. Je vais sur le territoire de l'autre sans sa permission, je ne respecte pas ses limites ni son intimité. Je cherche à prendre de l'intimité, car je n'ose pas demander... Je me mets en fusion, en symbiose. Son assiette, c'est mon assiette.

C'est beaucoup plus facile de voir les jeux auxquels jouent les autres. C'est aussi amusant de se rendre compte que, de temps en temps, nous aussi, on y joue. Comment savoir si vous êtes dans un jeu psychologique ou pas ? Le signe infaillible, c'est quand on se sent mal à l'aise. Si c'est le cas, pas de doute, vous êtes dans un jeu.

Comment s'en sortir[1]

Face à une autre personne

En prendre conscience, c'est le premier pas. Quand vous reconnaissez qu'il s'agit d'un jeu, voici quelques tactiques pour en sortir :

- S'arrêter net ! Changez de pièce ou de sujet de conversation, quittez la table quelques minutes si besoin… Cela ne sert à rien de rentrer dans le jeu, ni de continuer : on en sort toujours perdant.
- Dévoiler la fin du jeu : il s'agit d'expliquer à l'autre que l'on a reconnu le jeu et ce qu'il va se passer si l'on continue à jouer. Par exemple : « Je vais te détester car tu veux me convaincre qu'il faut que je change de façon de manger. J'ai envie d'avoir une bonne relation avec toi car je t'apprécie, donc je te propose que l'on n'en parle plus ! »
- L'humour : « Oh oui, tu as raison ! je mange super mal ! »

Reprenons quelques exemples de jeux psychologiques avec des réponses que vous pourriez faire à la personne en face de vous.

« Je sais ce que tu dois manger »

« Merci de ton conseil, je vais voir ce que je vais faire » : vous validez le fait qu'elle veuille vous aider et vous lui signalez subtilement que vous êtes une grande personne qui se prend elle-même en charge.

« Rien ne marche… »

Reconnectez la personne en lui demandant : « Comment vas-tu faire ? » ou « J'ai envie de t'aider, dis-moi si je peux faire quelque chose pour toi ».

« Si tu mangeais comme ci ou comme ça… »

« Tu as tout à fait raison ! » ou « C'est ton opinion » : on passe à autre chose, en sachant que l'on se moque de savoir qui a raison ou pas, on veut juste la paix.

---

1. Pour aller plus loin sur les réponses face à une personne persécutrice et critique, voir le chapitre sur la critique dans *Guide de l'auto-coaching pour les femmes* de Chine Lanzmann, Pearson, 2017.

« Merci de dire ça... » : on trouve en quoi c'est positif pour nous, puis on passe à autre chose.

« Qu'est-ce qui te fait dire ça ? » : on rentre dans le cœur du sujet en cherchant objectivement à comprendre l'autre et le problème qu'elle a avec nous : car en fait, elle ne parle pas de notre alimentation, elle parle d'elle... Donc, en étant empathique – si l'on y arrive ! –, on peut recentrer la conversation sur elle et son alimentation.

« Je veux manger dans ton assiette »

« Eh ! Non ! C'est MON assiette, pas la tienne ! » – vraiment, comme un enfant ! Ou : « OK, tu peux goûter, et moi aussi, j'ai envie de goûter ton plat ! »

« On n'a pas parlé d'échange au début, je ne souhaite pas partager mon plat maintenant. La prochaine fois, on se met d'accord avant et on commande pour partager ? »

« Qu'est-ce qui se passe ? Ton plat n'est pas bon ? Tu n'en as pas assez ? Tu as peur d'avoir faim ? Est-ce que tu veux commander autre chose ? »

Face à soi-même

S'il s'agit d'un jeu psychologique que vous jouez seul, pour en sortir, il s'agit de reconnaître l'enjeu et de remettre la nourriture à sa juste place : ce n'est que de la nourriture, ni un sauveur, ni un persécuteur. Elle n'est ni la cause ni le remède de tous les maux.

« L'alimentation va me sauver » : si vous pensez qu'un jeûne, un régime ou une pratique alimentaire va régler tous vos problèmes, faites appel à une aide extérieure, coaching ou thérapie, pour vous aider à vous occuper des autres causes de votre mal-être. En effet, l'alimentation peut vous aider à vous sentir mieux, mais il serait illusoire de penser que les problèmes émotionnels ou relationnels vont être résolus parce que vous perdez quelques kilos, parce que vous n'avez plus d'intolérances.

Nous vous proposons d'observer dans les semaines qui viennent vos interactions en rapport à l'alimentation et d'essayer de reconnaître s'il y a jeu psychologique ou pas.

Le cycle de l'alimentation

Pour aller plus loin, voici un autre concept de l'analyse transaction-nelle, le cycle de la vie, que nous avons adapté à l'alimentation. Il peut nous éclairer sur notre relation à la nourriture d'une manière complémentaire aux jeux psychologiques.

Nous vous invitons à observer ce cycle en quatre étapes et à vous y situer par le passé et aujourd'hui.

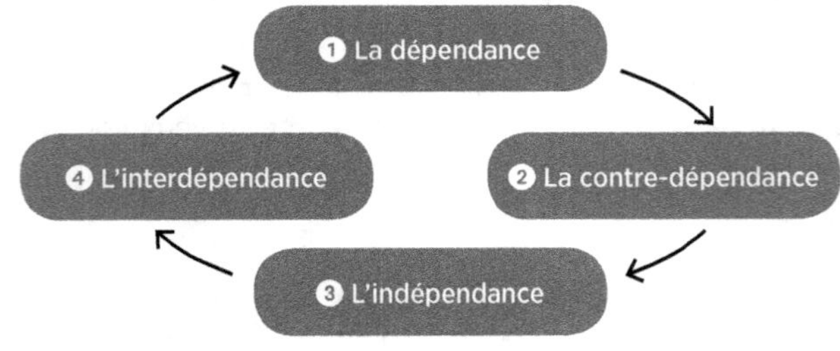

Le cycle de l'alimentation

Étape 1 : **la dépendance**

La première étape du cycle de la vie de l'analyse transactionnelle, que l'on peut aussi appliquer dans le rapport à l'alimentation, est la dépendance. Dans cette phase, on est soumis et on pense que les autres savent pour nous et sont bien mieux que nous. On a une bonne opinion des autres et une mauvaise de nous-même. Certains peuvent y rester longtemps, car c'est leur façon de fonctionner.

Je suis les règles, je mange comme on m'a dit de manger, que ce soit le médecin, un bloggeur, un magazine, un livre ou un ami. C'est difficile, je suis très frustré, mais je dois m'y faire, on n'a rien sans rien.

Étape 2 : **la contre-dépendance**

Au bout d'un moment, on bascule à la deuxième étape, et on se
rebelle : on en a assez, on ne va pas bien, et on pense que c'est à
cause des autres. Certaines personnes peuvent aussi rester longtemps à cette étape, voire toute leur vie, d'autres y passent juste
quelques minutes ou quelques jours comme une étape nécessaire
pour grandir, sortir de la dépendance et aller vers l'indépendance.

*J'envoie tout balader ! J'en ai marre de ces règles ! Ça ne me va pas du
tout ! Je suis bloqué !*

*À cause de ce médecin, de ce livre, de ce bloggeur, ça a raté. Je suis
trop frustré !*

*C'est impossible de manger sans sucre dans notre société ! J'ai
remangé un gâteau, puis je remange du sucre, et je m'en goinfre, mais
je ne suis pas bien après… J'ai des vertiges et je suis épuisé.*

Étape 3 : **l'indépendance**

Dans cette troisième étape, on a pris la responsabilité de notre
alimentation et enfin, on a confiance en nous-même, on se sent bien.
Mais on pense que l'on mange mieux que les autres : mieux que nos
parents, mieux que nos amis et même mieux que le reste du monde !
On est convaincu de notre supériorité morale ou médicale. Et on veut
convaincre les autres. Ils peuvent très bien conseiller les personnes de
la première étape, qui dépendent des opinions des autres. Certains
restent coincés dans cette case et pensent toute leur vie qu'ils font
mieux que les autres.

*Je choisis de reprendre ce courant à nouveau mais d'une façon qui
me convient mieux, plus adaptée à mon corps et à ma façon de vivre.
D'ailleurs, tout le monde devrait suivre cette voie. J'ai bien trouvé ce
qui me convient, côté nourriture. Et j'en fais une doctrine pour tous.
J'explique à mon entourage comment manger, car je pense que tout le
monde devrait faire pareil, car moi, je sais !*

Je reprends une alimentation avec moins de sucre, avec la possibilité de manger trois desserts sucrés par semaine, si je le veux. D'ailleurs, tout le monde devrait manger moins de sucre. J'en parle à tout le monde et leur fait bien remarquer qu'ils en mangent trop.

Étape 4 : l'interdépendance

Enfin, la quatrième étape marque le vrai état d'ouverture positif, bienveillant, où l'on s'accepte comme on est et on accepte les autres aussi, même s'ils ne sont pas parfaits, même s'ils ne sont pas comme nous. On compose avec nos choix et nos besoins alimentaires et on accepte que les goûts et les besoins des autres soient différents.

J'ai trouvé ce qui me convient, je mange sans sucre 80 % du temps, j'ai de la souplesse. Je suis en vitesse de croisière, je suis satisfait, j'ai tout ce qu'il me faut ! Je ne me sens ni frustré ni brimé. Et aussi, j'accepte que les autres fassent d'autres choix, je sais que l'on est tous différents.

J'ai compris quelle était ma limite de tolérance par rapport au sucre et je ne la dépasse pas, sauf cas exceptionnel. J'ai compris que certains peuvent manger plus de sucre que moi et être en bonne santé aussi.

Quand on a fait un cycle complet, parfois, on commence à s'ennuyer et cela peut nous pousser à recommencer un nouveau cycle. Et par exemple, à repartir pour un nouveau changement alimentaire. La vie est un mouvement perpétuel !

EXERCICE : SITUEZ-VOUS DANS LE CYCLE DE L'ALIMENTATION

Et vous ? Où en êtes-vous ? En vous situant dans ce cycle dans votre rapport à la nourriture, vous allez comprendre votre chemin et mettre du sens dans ce que vous vivez, pour enfin pouvoir passer les étapes et arriver à l'interdépendance.

Chapitre 3

ADDICTIONS ALIMENTAIRES ET INTOLÉRANCES

Les addictions à la nourriture, c'était notre quotidien il y a quelques années : compulsions de chocolat, de pain à ne plus pouvoir s'arrêter, grignotages intempestifs, obsessions à manger, se demander en boucle : « Qu'est-ce que je vais prévoir/manger/cuisiner... » Un cercle infernal à vivre. Et nous en sommes sorties ! Il est possible de se libérer en remettant l'alimentation à sa juste place.

Et vous ? Êtes-vous accro à la nourriture ? Si vous ne pouvez pas vous passer de pain, si vous mangez trois ou quatre carrés de chocolat tous les jours ou si vous adorez les amandes, le fromage, les bananes ou la ratatouille, méfiez-vous ! Car il est tout à fait possible que ce ne soit pas simplement vos goûts ou vos besoins qui appellent cet aliment, mais bien votre accoutumance. Et cela peut nuire à votre santé et votre moral.

Il y a plusieurs raisons d'être accro à la nourriture : les plus courantes sont causées par le sucre – une drogue plus puissante que la cocaïne. Aussi, on peut se rendre addict à cause des émotions quand on ne sait pas les gérer autrement, et par des aliments que nous ne tolérons plus : même les intolérances alimentaires nous rendent dépendants, car, c'est une question de chimie du corps, il redemande ce qui lui fait du mal.

Nous vous proposons dans ce chapitre trois questionnaires pour vous aider à déterminer :

- si vous êtes un mangeur émotionnel ;
- si vous avez un problème d'intolérance ;
- si vous ingérez trop de sucre.

Il est aussi possible d'être les trois à la fois, car cela va souvent ensemble. Nous allons vous donner des conseils et des pistes concrètes afin de vous libérer de ces accoutumances, pour mettre votre énergie ailleurs dans votre vie, là où c'est important.

Le mangeur émotionnel

THIERRY ET LE CHOCOLAT

Souvent, Thierry se sent mal. Il ne sait pas ce qui se passe, mais il pense qu'un morceau de chocolat va l'aider à se sentir mieux. Il va dans la cuisine, ouvre le placard et horreur, il n'y en a plus… Il fouille frénétiquement partout à la recherche d'un reste de tablette. S'il n'en trouve pas, Thierry est prêt à faire 30 km en voiture. Quand enfin il l'a en main, il le mange, il est content, il sent le chocolat fondre dans sa bouche et son esprit se calme. Il se sent tout de suite mieux et cinq minutes après, il peut commencer à planifier sa journée, car son mal-être s'est dissipé.

Alors, quel est le problème ? Thierry ne sait toujours pas ce qui l'a fait se sentir mal, alors il n'a pas pu y remédier. Comme il n'y a pas remédié, c'est juste une question de temps pour que cela revienne. De plus, il a créé un précédent : la prochaine fois, au lieu de chercher ce qui ne va pas, il va se tourner vers le chocolat. Et petit à petit, il devient dépendant du chocolat. C'est ainsi que se met en place une addiction, au même titre que l'alcool ou l'héroïne.

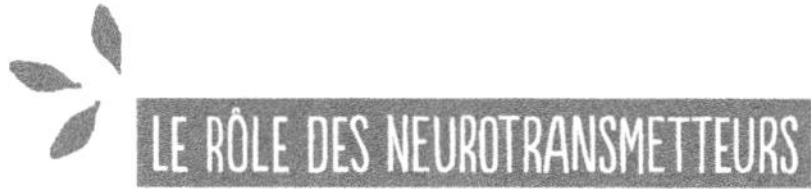

LE RÔLE DES NEUROTRANSMETTEURS

Les neurotransmetteurs sont des substances chimiques qui nous font nous sentir bien au niveau émotionnel. Vous connaissez peut-être la sérotonine, la GABA, la dopamine ou bien les endorphines. Quand il en manque dans le corps, à cause du stress, de la pollution, d'un régime amincissant ou d'une alimentation trop pauvre en protéines, nous sommes en manque, et notre corps envoie un message pour pallier ce manque : « Donne-moi quelque chose tout de suite ! » Sucre, café, tabac, alcool, drogue, chocolat, etc., ces substituts nous font sentir bien un moment, et c'est pour ça que l'on en prend, que l'on en reprend et que l'on y devient accro. Au long cours, on est épuisé car le corps n'a pas ce dont il a vraiment besoin.

QUESTIONNAIRE : ÊTES-VOUS UN MANGEUR ÉMOTIONNEL ?

Pour savoir si vous faites partie des mangeurs émotionnels, cochez les phrases qui vous correspondent ci-dessous en pensant aux dernières semaines, le plus authentiquement possible – personne ne vous juge.

❑ J'ai l'habitude de manger même quand j'ai le ventre plein.

❑ Je mange en réponse à une émotion comme la tristesse, la colère, l'inquiétude, plus d'une fois par semaine.

❑ Je mange quand je suis joyeux.

❑ Je n'arrive pas à perdre du poids à cause de ma façon de manger : je mange trop, je grignote trop.

❑ Parfois, je n'arrive pas à arrêter de manger.

❑ Je mange plus quand je suis fatigué.

❑ Je bois de l'alcool tous les jours, même du vin.

❑ Je mange pour me sentir heureux ou pour me récompenser.

❑ Je suis obnubilé/obsédé par la cuisine/la nourriture/par le fait de manger ou de ne pas manger certains aliments.

❑ J'utilise des mots émotionnellement chargés pour décrire un plat/un repas (comme, quand j'en parle aux autres, des aliments que « j'a-dore ! », d'autres que « je dé-teste ! »).

❑ Je me sens mal si je n'ai pas ma dose habituelle de pain, de café, de sucré, de fromage ou de chocolat (ou tout autre aliment qui me correspond).

❑ **J'ai l'habitude de me consoler et me réconforter avec des aliments.**

❑ **Je souffre habituellement de compulsions alimentaires ou d'envies irrépressibles de manger, de crises de boulimie ou d'hyperphagie.**

❑ **J'ai tendance à manger quand je suis stressé.**

Résultats

Moins de 4 réponses cochées : Félicitations ! Vous gérez vos émotions autrement qu'avec la nourriture. Si vous avez la chance de ne pas les gérer avec d'autres substituts (drogues, jeux, sexe, travail, réseaux sociaux…), c'est que vous allez bien. Sinon, est-ce un problème pour vous ou votre entourage ? Si oui, nous vous recommandons de vous en occuper.

De 4 à 8 réponses cochées : Oui, en effet, parfois la nourriture est pour vous un moyen de gérer le stress. C'est OK que la nourriture ait ce rôle dans notre vie. Il peut être quand même utile d'avoir d'autres outils contre le stress : marcher, faire du sport, du yoga, de la sophrologie, respirer des huiles essentielles, pratiquer la cohérence cardiaque, appeler un ami, prendre un bain, boire un thé, etc. Nous vous conseillons de lire particulièrement la partie « manger en pleine conscience ».

De 9 à 14 réponses cochées : Si le lien avec la nourriture est un problème pour vous, c'est qu'il y a des raisons ! Nous vous recommandons de chercher d'autres moyens pour reconnaître et gérer vos émotions dans le but, si vous le souhaitez, d'avoir un rapport plus libre avec la nourriture. La partie « manger en pleine conscience » de cet ouvrage peut vous aider, tout comme consulter un professionnel ou démarrer une thérapie. Familiarisez-vous avec la « Grammaire des émotions[1] » d'Isabelle Filliozat ou la « Communication Non Violente[2] » de Marshall Rosenberg. Vous pouvez vous en sortir !

---

1. www.filliozat.net

2. www.cnvformations.fr et Marshall B. Rosenberg, *Les mots sont des fenêtres (ou bien ce sont des murs)*, La Découverte, 2016.

Sortir du cercle infernal

Quand on ressent un mal-être en profondeur et que l'on utilise – sans s'en rendre compte – le fait de manger pour le soulager, cela ne marche pas. Le chocolat, ou tout autre aliment, ne résout jamais le problème, mais en rajoute : surpoids, diabète, boulimie, dépression, irritabilité ou hyperactivité, coups de colère, syndrome métabolique[1]. S'y rajoutent la honte, la culpabilité et le manque d'estime de soi, car nous nous reprochons un manque de volonté, ce qui alimente ce mal-être qui va nous conduire à remanger du chocolat. Et ainsi de suite.

Comment s'en sort-on ? En faisant le lien entre notre malaise et le fait de manger. Quand on arrive à prendre conscience, sur le coup, que l'on a envie de manger parce que quelque chose se passe à l'extérieur et que nous ne pouvons pas le contrôler, il n'y a plus de problème. Ainsi, quand Thierry a fait le lien entre son addiction au chocolat et la peur de décevoir son patron, il a pu travailler sur cette peur, faire la différence entre lui, enfant, face à son père autoritaire et lui, aujourd'hui, adulte, face à son patron. Ainsi, il a pu retrouver sa puissance au travail.

D'un autre côté, s'il n'est pas évident d'aller à la racine de notre addiction, il faut apprendre à remplacer ce réflexe de nous tourner vers la nourriture par un autre comportement, qui nous fait réelle-ment du bien.

---

1   Aussi appelé « syndrome X », c'est un ensemble de signes physiologiques qui accroissent le risque de diabète et des maladies cardiovasculaires : obésité abdominale, triglycérides élevés, surpoids, intolérance au glucose et hypertension.

Lorsqu'elle était seule chez elle le week-end, Christine avait des crises d'hyperphagie. Elle mangeait de grandes quantités de nourriture sans pouvoir s'arrêter, puis se sentait affreusement mal après : mal au ventre, sommeil perturbé, honte, et restait enfermée chez elle. Un travail sur elle-même lui a permis de réaliser qu'elle avait besoin de contact humain. Infirmière, elle donnait aux autres toute la semaine, mais le week-end, elle avait besoin de se nourrir, elle. Elle a exploré différentes activités proposées dans son quartier et s'est fait de nouveaux amis. Christine croyait qu'elle avait besoin d'être seule le week-end pour se reposer après sa semaine, mais en fait non ! Elle a besoin d'activités pour se ressourcer, et créer des liens avec d'autres la rend heureuse.

EXERCICE : COMMENT SE DÉBARRASSER DES GRIGNOTAGES ÉMOTIONNELS INTEMPESTIFS

Cet exercice est particulièrement efficace. Nous vous recommandons de bien lire les instructions, puis de prendre le temps d'y réfléchir, et même d'y revenir plusieurs fois. Cela vous prendra peut-être une semaine ou un mois pour le compléter. Ne soyez pas trop impatient ! Plus vous prendrez de temps pour le faire, mieux vous ancrerez ces changements dans la durée.

Tous les mangeurs émotionnels ont des moments plus difficiles que les autres qu'ils pensent soigner avec la nourriture. Mais cela ne fonctionne pas et les émotions qui les dérangent sont toujours là. La première étape pour se débarrasser de ces habitudes qui font du mal est de savoir discerner ces moments.

Quels sont ces moments qui vous font manger trop ou sans pouvoir vous arrêter ? Repensez aux trois dernières fois où vous avez mangé soit beaucoup trop d'un coup, soit tranquillement mais sans pouvoir vous arrêter. Regardiez-vous la télé ? Étiez-vous seul ou avec d'autres personnes, et dans ce cas avec qui ? Y avait-il de la nourriture à volonté ? Étiez-vous mal à l'aise, stressé, triste ?

Pour chacune des trois situations, souvenez-vous :

Quel était le contexte, dans quel état étiez-vous, quelles étaient vos émotions ?

1. ____

2. ____

3. ____

Bravo, vous avez fait le plus important de l'exercice, c'est-à-dire repérer ces moments difficiles. Nous vous proposons de réfléchir à des solutions efficaces pour aller mieux et retrouver votre bien-être.

Quelles alternatives pouvez-vous trouver, au lieu de manger, qui vont vous faire vraiment du bien ? Trouvez-en au moins trois. Si vous n'avez pas d'idée, voici quelques suggestions à piocher dans cette liste : aller marcher, prendre le temps de respirer, regarder la télé, chanter, jouer ou écouter de la musique, jouer (même aux jeux vidéo !), se connecter avec d'autres personnes (par téléphone, internet, au café...), danser, écrire, peindre, dessiner, colorier, lire un livre qui fait du bien ou un magazine « bonheur », regarder des vidéos qui vous remontent le moral, cuisiner, jardiner, bricoler, décorer, méditer (pleine conscience, cohérence cardiaque, zen...), ranger ou faire le ménage, s'occuper d'un animal de compagnie, faire du sport...

Vos trois alternatives :

1. ____

2. ____

3. ____

Si vous avez réussi à trouver trois activités à essayer à la place de manger, c'est super ! Mais si rien ne vous tente, si vous ne voyez rien d'autre à faire que manger quand vous allez mal, ce n'est pas grave, peut-être que, pour l'instant, vous n'êtes pas prêt à changer, et que vous souhaitez éventuellement inconsciemment toujours garder la nourriture comme pansement et que cela a du sens pour vous. C'est OK. Vous pourrez y revenir plus tard si vous le souhaitez.

Testez vos alternatives les prochaines fois quand vous ne vous sentez pas bien, et observez si elles vous font du bien ou pas. Si oui, vous avez vos stratégies de remplacement qui fonctionnent et vous rendent plus heureux. Sinon, vous pouvez en tester de nouvelles jusqu'à ce que vous trouviez ce qui fonctionne pour vous, ce qui vous apporte réellement du bien-être.

Les intolérances

Faites votre bilan

L'intolérance est un sujet controversé. D'ailleurs, personne ne sait comment ça marche exactement. Ce que nous savons, c'est que cela existe, car des millions de personnes en souffrent et parfois sans le savoir.

Le phénomène regroupe différentes réactions d'origine non allergique à des aliments ou à des composants d'aliments. Il n'implique pas le système immunitaire. Il est dû à une caractéristique de l'aliment (par exemple l'aspirine) ou à une caractéristique de l'individu (déficience en lactase, une enzyme qui décompose les sucres du lait). La réaction n'est pas systématique, elle dépend de la dose et les réactions sont différentes selon les personnes.

Les intolérances peuvent nous rendre la vie impossible. Êtes-vous intolérant à un aliment ? Vous êtes-vous déjà posé la question ? Avant d'aller plus loin, ce test va vous permettre de faire un premier point sur votre situation.

QUESTIONNAIRE : AVEZ-VOUS DES INTOLÉRANCES ?

Les symptômes ci-dessous sont typiques des intolérances cachées. Ces questions sont inspirées du questionnaire de Julia Ross[1], psycho-thérapeute américaine.

☐ Je suis sujet à des rages de lait, de crème glacée, de yaourt, de fromage ou du trio pâtes/pains/biscuits.

☐ Je suis facilement ballonné après les repas.

☐ Je souffre de migraines réelles – pas de simples maux de tête.

☐ Je souffre de gaz et/ou d'éructations fréquentes.

☐ Je souffre d'inconforts digestifs (par exemple acidité d'estomac, nausées faciles, bouche pâteuse au réveil, reflux gastrique, etc.).

☐ Je souffre de constipation et/ou de selles molles de manière chronique.

☐ Je souffre d'asthme ou de troubles respiratoires chroniques.

☐ Je souffre de pathologies fréquentes du trio nez/gorge/oreilles, comme des rhumes ou des sinusites.

☐ Je me sens un peu léthargique après les repas ou après certains repas.

☐ Je suis allergique à certains aliments courants, par exemple aux laitages.

---

1   *Libérez-vous des fringales*, Thierry Souccar Éditions, 2011.

❑ **Je mange peu à cause de l'inconfort digestif.**

❑ **Je me prive de manger ou je me fais vomir à cause des ballonnements, des inconforts digestifs, du sentiment d'être gros ou
de la fatigue après les repas.**

❑ **Je ne peux pas prendre de poids.**

❑ **J'ai reçu un diagnostic d'hyperactivité, de dépression ou de
troubles bipolaires[1].**

❑ **Il y a des allergies alimentaires dans ma famille.**

Résultats

Vous avez coché de 0 à 4 réponses : Bonne nouvelle, *a priori*, vous
n'êtes pas sujet aux intolérances. Vous avez une alimentation variée
et équilibrée et/ou vous avez un métabolisme efficace.

Vous avez coché 5 réponses ou plus : Il est possible que vous ayez
des intolérances que vous ignorez peut-être. Ce n'est pas une fata-
lité et cela ne veut surtout pas dire que vous allez être privé de vos
aliments préférés jusqu'à la fin de vos jours ! Nous vous recommandons de pratiquer l'alternance, ou une petite cure de drainage de
temps à autre[2], que vous le fassiez vous-même ou accompagné par
un professionnel. La suite de ce chapitre vous donnera des pistes
de travail.

---

1   Dr Natasha Campbell-McBride, *Le Syndrome entéropsychologique, un traitement naturel pour hyperactivité, dyspraxie, autisme, déficit d'attention, dyslexie, dépression, schizophrénie*, Éditions Nutrition
Holistique, 2010.

2   Comme une cure antifatigue ou une cure paléolithique de quinze jours.

Ces intolérances que l'on ignore

Contrairement aux allergies qui peuvent mettre la vie directement en danger, les symptômes des intolérances sont très divers et le diagnostic peut être difficile à poser. Pendant ce temps, elles peuvent nous gâcher la vie. Même si l'on n'en meurt pas sur le coup, comme une personne allergique aux cacahuètes peut décéder d'un choc anaphylactique si elle en ingère, elles peuvent donner des syndromes douloureux et graves sur le long terme.

Nous avons ainsi rencontré de nombreuses personnes intolérantes qui s'ignoraient et qui pensaient que leurs symptômes étaient psychologiques : eczémas, ballonnements, maux de tête et autres symptômes plus ou moins douloureux. Quand elles ont identifié ce à quoi elles réagissaient – gluten, lactose, oléagineux notamment – et qu'elles ont arrêté d'en manger, leurs symptômes ont disparu et elles se sont rapidement senties beaucoup mieux dans leur corps et dans leur tête. Simple à comprendre, mais difficile à faire.

AURÉLIE A TOUJOURS EU MAL AU VENTRE

Depuis l'enfance, Aurélie ressent régulièrement de terribles crampes abdominales. Le pédiatre avait diagnostiqué des crises d'angoisse. Aurélie a donc pensé qu'elle était angoissée sans s'en rendre compte. Les crampes ont continué à lui gâcher la vie, rien ne soulageant ces crises violentes. C'est en allaitant son premier enfant qu'elle a compris qu'elle était intolérante au lactose : son bébé se tordait de douleur à cause des coliques. Pour tester, elle a arrêté de manger des yaourts et du fromage. En deux jours, son bébé a arrêté de pleurer, et en deux semaines, Aurélie était plus en forme. Depuis, elle n'a plus jamais de crampes abdominales ! Elle peut toujours manger du beurre, du fromage affiné et des yaourts de qualité, mais en quantité limitée et pas tous les jours.

Même si traiter les intolérances semble plutôt simple, cela peut être difficile à appliquer, car on est en manque du produit concerné : tant que l'on ne l'a pas éliminé pendant deux semaines, on en a terriblement envie. Une fois désintoxiqué, l'envie passe.

Les symptômes des intolérances

Les intolérances ont des conséquences rapides que l'on peut observer dans les deux premières heures et d'autres qui surviennent à plus long terme, jusqu'à trois jours. Voici quelques symptômes parmi les plus répandus :

- effets rapides : fatigue, abattement, confusion, palpitations, coup de poignard dans le cœur, mal au ventre, les yeux, langue et palais qui démangent, peau qui gratte, selles liquides immédiates...
- effets à long terme : eczéma, rhumes, migraines, sinusite, maux de tête, douleurs articulaires, lombalgies, insomnies, irritabilité, sautes d'humeur voire dépression...

EXERCICE : OBSERVEZ L'EFFET DES ALIMENTS SUR VOUS

Nous vous proposons cet exercice pour vous aider à prendre conscience des intolérances en faisant attention aux effets rapides. Observez si vous avez faim ou pas du tout, les symptômes physiques qui peuvent apparaître (mal à la tête, mal au ventre, remontées acides, diarrhées...), les conséquences sur votre énergie (coup de barre, insomnie...) et sur votre humeur.

Prenez un carnet ou une grande feuille et notez, par exemple sous forme de tableau :

- ce que vous ingérez (nourriture et boisson) ;
- l'heure ;
- comment vous vous sentez trente minutes après ;
- comment vous vous sentez deux heures après ;
- comment vous vous sentez la nuit ;
- comment vous vous sentez au réveil.

Faites la liste des aliments auxquels votre corps semble réagir. Nous verrons dans le prochain exercice comment se débarrasser des intolérances les plus simples.

Comment traiter les intolérances ?

Si vous avez des symptômes que vous pensez liés aux intolérances sans avoir encore identifié précisément l'aliment problématique, nous vous recommandons d'essayer les évictions les plus courantes une par une : œuf, gluten, produits laitiers, levures (dans les pains, les vins, les vinaigres, les cubes de bouillon, les pâtés végétariens, les biscottes…), moisissures (dans les fromages, les noix, les champignons, les fruits tachés et beaucoup de produits industriels à cause des enzymes ajoutés, cultivés sur la moisissure *Aspergillus Niger*).

Si vous avez visé juste, les premiers symptômes disparaissent après la première semaine, et tout a disparu après deux semaines ! Ensuite, pratiquez le principe de l'alternance, en trouvant vous-même votre rythme et quantité : est-ce un, deux ou trois yaourts ? Tous les deux ou trois jours ? Vous trouverez votre vitesse de croisière en observant vos symptômes et en ajustant.

Le plus difficile est de trouver ce à quoi on est intolérant, et parfois, cela se complique, car c'est plus qu'un seul aliment qui nous rend intolérant : cela peut être des molécules, comme les salicylates présents en quantité dans le thé, les tomates, l'huile d'olive, les pommes de terre ou les amines, présentes dans les fraises, les agrumes, la banane, la charcuterie, le chocolat, les fromages affinés ou les produits lacto-fermentés comme la choucroute. Si vos symptômes vous dérangent et que vous n'arrivez pas, seul, à en trouver l'origine, nous vous recommandons de lire le livre de Taty Lauwers *Gloutons de Gluten*[1] qui traite des intolérances et donne des pistes concrètes. N'hésitez pas également à vous faire accompagner jusqu'à ce que vous retrouviez votre pleine forme !

Nous savons à quel point cela peut être difficile de se séparer, même ponctuellement, d'un aliment que l'on mange plusieurs fois par jour et qui, nous en sommes certains, nous fait du bien : « Le pain, c'est la vie ! », « Les produits laitiers, c'est bon pour la santé ! », « Les amandes, il n'y a rien de plus sain ! ». Or notre corps ne peut plus les gérer et déclenche des symptômes de mini-empoisonnement.

---

1   Taty Lauwers, *Gloutons de Gluten*, Aladdin, 2009.

Nous aussi connaissons ce deuil et sommes passées par toutes ses étapes[1] et, parfois, plusieurs fois par jour :

* le déni : non, ce n'est pas le lait qui me rend malade !
* la douleur : je réalise que j'ai vraiment mal au ventre après mes quatre yaourts quotidiens et que la sinusite chronique que je traîne depuis des mois n'est pas normale…
* la culpabilité : je me sens coupable de ne pas l'avoir compris plus tôt…
* la tristesse : oh la la, j'aime trop le fromage, ça va trop me manquer…
* la colère : et pourquoi je ne le savais pas avant ?!
* l'inquiétude : mais je n'ai plus rien à manger, qu'est-ce que je vais faire ?
* la négociation : si j'en mange un tout petit peu, ça va aller…
* jusqu'à l'acceptation puis l'apaisement : en deux semaines, cela va déjà mieux.

Puis vous pourrez pratiquer l'alternance et remanger de cet aliment sans en être accro.

Vous allez constater le soulagement de vous débarrasser de vos intolérances pour retrouver de l'énergie, de la clarté d'esprit et de vous lever le matin en pleine forme !

---

1 Les cinq étapes du deuil ont été théorisées par Elisabeth Kübler-Ross (*On Death and Dying*, 1969). Nous utilisons ici la version revue par Christophe Deville.

EXERCICE : SE DÉBARRASSER DES INTOLÉRANCES LES PLUS SIMPLES

Cet exercice vous prendra plusieurs semaines, même peut-être plusieurs mois, mais il vaut le coup : à la clé, une qualité de vie sans comparaison avec les dérangements dont vous souffrez actuellement.

❶ Faites la liste de vos motivations : qu'est-ce qui vous motive en entamant cette « cure » ? De quoi vous ne voulez plus souffrir ? Voulez-vous un meilleur sommeil ? Moins mal aux articulations ? Moins de coups de pompe, de problèmes de peau, de maux de tête ?

❷ Faites aussi la liste des aliments que vous mangez tous les jours ou presque.

❸ Soulignez ceux dont vous pensez ne pas pouvoir vous passer.

❹ Parmi les aliments soulignés, entourez celui que vous avez envie d'évincer en premier.

❺ Nous vous proposons de vous mettre au défi de vous en passer pendant deux semaines. Si cela vous semble impensable, c'est que vous êtes vraiment accro ! Et ce n'est peut-être pas le moment pour vous de vous en priver. Peut-être plus tard ? Choisissez un autre aliment en attendant.

❻ Si vous acceptez le défi, faites la liste des aliments qui pourront prendre sa place pendant quinze jours.

- Si vous choisissez de retirer le gluten de votre alimentation, vous pouvez le remplacer par des galettes de sarrasin, des crêpes avec d'autres farines, des craquottes sans gluten, des pancakes ou encore des gaufres à la farine de châtaigne. Nous vous recommandons d'éviter le sans gluten industriel, car il contient une longue liste de composants douteux (additifs et conservateurs). Mais dans les boulangeries ou magasins bio, vous trouverez du bon pain à base d'autres types de farine que la farine de blé, des pâtes de riz et de maïs d'excellente qualité, etc.

- Si vous voulez éviter les produits laitiers, vous pouvez remplacer le lait par du lait d'amande, maison si possible, et par du bouillon dans les préparations maison comme les cakes, l'appareil à quiche, la sauce béchamel, etc. Vous pouvez faire des purées d'oléagineux pour remplacer la crème fraîche dans les apéritifs. Quant aux yaourts et desserts lactés, consommez à la place un fruit sec ou frais, de la purée de noisette, une compote maison sans sucre, ou du chocolat noir. À la place du fromage, vous pouvez manger de l'houmous, des noix de cajou, etc.
- Sur internet, les blogs[1] regorgent de bonnes idées de recettes en cas d'intolérance ou d'allergie ! Si possible, évitez les remplaçants industriels.

7 Notez vos réactions pendant ce temps : tenez un journal de bord quotidien pour noter ce que vous mangez et votre humeur, votre sommeil, votre énergie et votre appétit, et bien sûr, vos symptômes.

8 Par rapport à cette expérience de deux semaines, qu'en concluez-vous ?

- Soit vous vous sentez beaucoup mieux sans l'aliment supprimé, et c'est une excellente nouvelle ! Bravo, continuez ainsi tant que dure votre motivation, puis essayez de le réintroduire une fois pour voir si cela déclenche ou non des symptômes. Ne vous affolez pas si c'est le cas. En continuant à prendre soin de votre alimentation et en évitant l'aliment identifié, vous pouvez vous ressourcer jusqu'à ce que votre corps puisse tolérer une certaine quantité de celui-ci. Surtout, prenez votre temps et voyez quel rythme et quelle quantité vous conviennent.
- Soit vous ne vous sentez pas mieux sans l'aliment supprimé. Cela signifie que, pour le moment, ce n'est pas lui que vous devez éviter. Choisissez un autre aliment de votre liste et recommencez le test...

---

1   Notamment www.alimentation-integrative.fr/blog

Le sucre est une drogue

Certaines personnes ne réalisent pas que leurs symptômes, par exemple la déprime, la nervosité ou les insomnies, sont liés aux sucres, parce qu'elles n'ajoutent pas de sucre dans leur café et ne mangent pas de dessert.

Or, nous ne parlons pas que du sucre industriel, contenu dans les sodas, les gâteaux, les viennoiseries, les céréales du matin ou les barres chocolatées. Nous parlons de la grande famille des sucres que sont les glucides : le pain, les pâtes, les céréales, les farines – même complets ! – les féculents dont les pommes de terre, les légumineuses... et aussi les fruits et les légumes. Même ce qui est reconnu comme aliment « sain » peut faire du mal à certains, car notre tolérance aux glucides est individuelle.

Vous pouvez manger très sainement et ne pas grignoter, mais si votre alimentation est plus riche en glucides que ce que votre corps peut métaboliser, vous aurez malgré tout des symptômes liés à la glycémie instable.

Sucres, glucides : le point technique

Les glucides nous apportent de l'énergie. Ce sont des macronutriments (comme les protéines et les lipides), composés d'hydrogène, d'oxygène et de carbone, également appelés hydrates de carbone. Ils peuvent varier en taille : des chaînes plus ou moins longues de particules élémentaires (les oses).

On peut différencier les glucides simples que sont les sucres, chimiquement correspondant à des monosaccharides (c'est-à-dire une particule élémentaire) ou disaccharides (c'est-à-dire deux particules élémentaires) naturellement présents dans les aliments tels que les fruits, le miel ou les produits laitiers (fructose, glucose, saccharose, lactose) et les glucides complexes, constitués de chaînes de plusieurs dizaines, voire plusieurs milliers d'unités de glucose, comme les fibres et les amidons.

Le terme « sucre » au singulier désigne le saccharose, autrement dit le sucre de table.

Le terme « sucres » au pluriel désigne l'ensemble des glucides simples (saccharose, fructose, lactose…) présents dans nos aliments, comme les fruits, le miel, les bonbons, la confiture, les jus, etc.

Le terme « glucides » regroupe à la fois le sucre de table, les glucides simples et les glucides complexes.

Vous trouverez sur les emballages le taux de glucides et le taux de sucre séparément, vous avez donc toutes les informations en main.

Faites votre bilan

Certaines personnes n'imaginent pas qu'elles sont dépendantes aux sucres. D'autres sont dans le déni de leur addiction parce qu'elles ne peuvent pas imaginer une vie sans sucres, tels des drogués. D'autres encore ont une autre explication tout aussi valable pour leurs symptômes, comme la pression au travail, les relations toxiques ou certains événements stressants et ne sont pas informées du rôle de la biochimie du cerveau, notamment le rôle des neurotransmetteurs que nous avons évoqué.

QUESTIONNAIRE : ÊTES-VOUS ACCRO AU SUCRE ?

Voici une liste de symptômes qui peuvent découler d'un trop-plein de glucides. Vous allez voir, il y a dans cette liste des symptômes que vous n'imaginez pas liés à votre alimentation ! C'est la psychothérapeute américaine Julia Ross qui a été l'une des premières à faire le lien entre les habitudes alimentaires et la façon dont on se sent dans notre corps et dans notre tête.

Nous vous incitons à répondre le plus honnêtement possible. Cochez les phrases qui correspondent à votre situation.

❑ **Les repas me rendent somnolent.**

❑ **Je suis nerveux ou irritable avant le repas et je me sens plus calme après.**

❑ **Si je saute un repas ou s'il est retardé, je ressens des vertiges ou des maux de tête, je me sens fatigué, irritable ou angoissé.**

❑ **Au moins une fois par jour, j'ai une rage de salé ou un désir de sucré.**

❑ **Je ressens des palpitations cardiaques.**

❑ **J'ai des pertes d'énergie, des épuisements nerveux.**

❑ **Lorsque je prends du poids, il se concentre autour des hanches et de la taille.**

❑ **Hors ménopause, j'ai des sueurs nocturnes.**

❑ J'ai souvent soif, une réelle soif, pas une habitude prise après les régimes.

❑ J'ai des envies subites de pleurer, sans raison.

❑ Dans ma famille, il y a des cas de diabète, d'alcoolisme, d'hypoglycémie.

❑ Je vis des périodes de confusion mentale.

❑ J'ai l'impression que ma mémoire s'affaiblit.

❑ J'ai des marques sur les jambes qui mettent longtemps à cicatriser ou des bleus quand je me cogne même légèrement.

❑ J'ai parfois des crises d'hypoglycémie.

❑ Je me sens souvent stressé, submergé.

❑ J'ai des cernes sous les yeux, même avec des nuits normales de sommeil.

Résultats

Vous avez coché moins de 5 réponses : *A priori*, vous n'avez pas de problème avec la glycémie et vous avez trouvé l'alimentation qui vous convient.

Vous avez coché plus de 5 réponses : Il est fort probable que vous mangiez trop de glucides par rapport à ce que votre corps peut métaboliser. Nous allons vous aider à rééquilibrer votre consommation.

Les recommandations officielles de l'OMS

D'après notre expérience, peu de personnes se rendent compte de la quantité de sucre qu'elles ingèrent au quotidien. Nous vous proposons de comparer la vôtre avec ce que recommande l'Organisation mondiale de la santé (OMS).

Dans un rapport de 2015[1], l'OMS préconise 5 % des apports journaliers en sucre, ce qui veut dire que pour une personne qui a besoin de 2 000 calories par jour, le sucre devrait représenter moins de 100 calories, c'est-à-dire environ 25 g.

Pour l'OMS, les conséquences d'une surconsommation de sucre sont de multiples soucis de santé, les caries, l'obésité, le syndrome métabolique et même les changements comportementaux comme l'agitation observée chez les enfants.

RENAUD EST DE MAUVAISE HUMEUR

Quand Renaud mange plus de sucres que son corps ne peut tolérer, le lendemain matin, il se lève avec des idées noires et est très énervé. Il crie sur ses enfants et passe une mauvaise journée au bureau. Tout ça, à cause de deux cookies de trop.

25 g de sucre, cela représente :
- 1 cuillère à soupe de sucre blanc,
- ou 2 yaourts aromatisés aux fruits,
- ou 6 petits pains au lait de 35 g,
- ou une barre chocolatée de 50 g,
- ou 6 verres de lait d'amande,
- ou 250 g de noix de cajou,
- ou un verre de 250 ml de pur jus d'orange avec pulpe,
- ou 2 cuillères à soupe rases de confiture extra avec 60 g de sucre.

Vous le constatez, ce n'est pas beaucoup et c'est pour toute la journée ! On les atteint tellement facilement, ces 25 g de sucre par jour, que l'OMS n'ose même pas communiquer dessus. Même si ces

---

1   Version intégrale en anglais : *Guideline: Sugars Intake for Adults and Children* (ou version abrégée en français : *Directive, résumé d'orientation : Apports en sucre chez l'adulte et l'enfant*).

5 % de sucre par jour seraient l'idéal dans son rapport, elle communique officiellement sur le double, pour ne pas nous décourager !

Si vous êtes curieux de savoir combien de glucides vous consommez et de voir si cela est au-delà des recommandations, il suffit de noter tout ce que vous buvez et mangez pendant quelques jours, puis de calculer le taux de sucres. Nous vous conseillons d'utiliser une application comme Yazio ou MyFitnessPal, qui le calcule pour vous. Vous verrez, c'est impressionnant comme cela monte vite !

LA JOURNÉE DE PATRICK

Voici une journée type de Patrick, en semaine :

- *Au petit déjeuner : un verre de pur jus d'orange 200 ml, un quart de baguette avec un peu de beurre et de confiture, une pomme.*
- *Au déjeuner à la boulangerie : un sandwich composé d'un quart de baguette et garni de thon et de crudités, un soda ou un jus de fruit de 250 ml.*
- *Au goûter : une barre chocolatée.*
- *Au dîner : une salade, un quart de baguette de pain avec du fromage, un dessert lacté aromatisé et sucré.*

Ce menu très répandu contient au moins trois fois plus de sucres que ce que l'OMS préconise !

EXERCICE : PRISE DE CONSCIENCE

Et vous ? Notez ou prenez en photo, pendant trois jours, tout ce que vous buvez et mangez.

Mettez tout cela bout à bout et observez ce que cela vous fait de lire ou de voir ce que vous avez ingéré ces trois derniers jours.

- Que pensez-vous de la quantité ?
- De la variété ?
- Des couleurs ?
- Du rôle des légumes ?
- Est-ce que vous pensez que c'est bon pour vous ?

Votre humeur dépend aussi de l'excès de glucides

Après avoir mangé des glucides, le taux de sucre dans le sang augmente, ce qui conduit à un regain d'énergie, à une légère euphorie et une certaine agitation ou hyperactivité. On sécrète de la sérotonine, qui est un neurotransmetteur qui améliore l'humeur. Le contrecoup de cette consommation, si notre corps ne peut plus gérer la quantité de glucides ingérée, est une hypoglycémie réactionnelle, ce qui entraîne de nouveau de la faim, et aussi de la fatigue, de l'irritabilité, des sautes d'humeur ou de la déprime. On peut aussi vouloir boire un café et même fumer une cigarette, car, oui, le café même sans sucre et le tabac peuvent remonter le taux de sucres dans le sang avec l'effet interposé du cortisol, une des hormones du stress, qui est hyperglycémiant.

Donc, à court terme (moins de deux heures), les glucides améliorent l'humeur, mais à long terme cette consommation et les pics de sérotonine engendrent un déséquilibre. On est dans un cercle vicieux et il n'est pas facile d'en sortir[1].

Julia Ross[2], psychothérapeute américaine, travaillait dans une clinique de désintoxication de drogues et d'alcool. Elle a remarqué que tous ses patients étaient aussi accros au sucre. Elle a ainsi connecté l'anxiété et la dépression avec le sucre. Depuis, dans sa clinique à San Francisco, elle soigne les personnes atteintes d'addictions et de troubles alimentaires avec des acides aminés qui aident à rétablir la bonne chimie du cerveau. Seule, la psychothérapie ne peut pas tout résoudre. Il faut aussi tenir compte du corps et de ce qui lui manque.

---

1   William Dufty, *Sugar Blues, le roman noir du sucre blanc*, Guy Trédaniel, 1990.

2   Julia Ross, *Libérez-vous des fringales*, Thierry Souccar Éditions, 2011.

Les chercheurs savent bien aujourd'hui que l'addiction au sucre est de la même nature que l'addiction à l'alcool ou la drogue. Cela demande des efforts soutenus pour s'en sortir.

Notre humeur, notre sommeil et même la façon dont nous voyons la vie dépendent en effet de la quantité de sucre que nous avons ingérée. Des excès de sucre peuvent ainsi expliquer de la nervosité, de l'irritabilité, de la déprime, des angoisses et des compulsions.

Après une cure de détox aux jus de fruits, Martin a commencé à être accro aux fruits secs : il en grignotait toute la journée. Au début, il se sentait plus vif, plus léger, car son système digestif était au repos, et ça lui faisait du bien ! Mais une semaine plus tard, il s'est retrouvé avec des envies incontrôlables de pain, de sorbets, de biscuits... Il est devenu irritable à tel point que ses enfants se demandaient : « Mais qu'est-ce qu'il a, Papa ? » Quand on lui a fait remarquer qu'il ingérait trop de glucides, il a répondu : « Pas du tout ! C'est le travail qui me stresse ! » En comprenant le cercle vicieux de l'addiction au sucre, il a modifié son comportement alimentaire et au bout de quelques jours, il a retrouvé de la sérénité.

Plus de gras, moins de sucre, et assez de protéines

Le corps peut tirer son énergie de deux sources : soit des graisses, soit des glucides (sucres). En augmentant la quantité de graisses dans l'alimentation, il sera plus aisé de diminuer la quantité de sucre.

Les protéines à chaque repas sont essentielles parce qu'elles servent de matières premières à la fabrication des neurotransmetteurs qui nous aident à être de bonne humeur et à bien gérer le stress.

Rassurez-vous, si vous diminuez les féculents, le fait de manger beaucoup de graisses ne va ni vous faire du tort, ni vous faire grossir. Heureusement, aujourd'hui, on ne compte plus le nombre d'articles, d'émissions et de recherches qui prouvent que manger gras est bon pour la santé[1]. Quel changement par rapport à ce que l'on prônait ces cinquante dernières années où le gras était diabolisé.

---

[1] Entre autres, Gary Taubes, *Pourquoi on grossit*, Thierry Souccar Éditions, 2015 et Dr J. Bowden et Dr S. Sinatra, *Le Grand Mythe du cholestérol*, Marabout, 2014.

Tous les jours, Elina mangeait des fruits, des gâteaux, des friandises et un demi-litre de compote de pomme. Ce trop-plein de sucres l'a épuisée et déprimée. Elle est venue en coaching pour retrouver plus d'énergie et là, elle a réalisé qu'elle était dans le cercle de l'addiction. Elle a décidé de supprimer tout sucre d'un coup pour rompre le cercle vicieux : pendant cinq jours, elle a mangé sans aucuns glucides et cela a été extrêmement difficile. Elle était en manque : irritée, irritable, de mauvaise humeur. Puis c'est passé. Elle a repris une alimentation plus équilibrée et a enfin retrouvé le moral et beaucoup plus d'énergie ! Après quelques mois, elle a pu réintroduire un peu de sucres, pour son plaisir, dans la limite tolérée par son corps, c'est-à-dire environ deux desserts par semaine.

Elina y est allée brutalement, car cela correspond à son caractère, de changer d'un coup. D'autres ont besoin de plus de temps pour se désaccoutumer. Le résultat est le même : on se sent bien mieux quand on n'est plus dépendant au sucre !

Les cinq principes pour échapper à la drogue qu'est le sucre

Vous pouvez manger à votre faim sans contrôler la quantité, simplement en suivant les cinq principes suivants. L'idée ici n'est pas de vous mettre au régime mais d'expérimenter si ces changements vous conviennent. Vous allez voir, votre envie de sucre va diminuer et en quelques jours, vous serez en meilleure forme.

❶ *Plus de gras pour stopper l'envie de sucre*

À chaque repas, consommer au minimum l'équivalent d'une cuillère à soupe de graisse ajoutée en plus de votre assiette, de qualité irréprochable : biologique, première pression à froid...

Partager entre graisses animales et graisses végétales, donc moitié beurre, graisse d'oie ou de canard, et moitié huiles végétales (coco, olive, sésame, tournesol, etc.).

❷ *Un petit déjeuner plus gras, plus salé, plus protéiné*

Nourrir son cerveau dès le matin avec plus de protéines et éviter trop de céréales, confitures, fruits ou jus de fruits : un smoothie (dans le cas où le fruit est accompagné par des protéines et des graisses comme du lait, un yaourt, de la spiruline ou des purées de noisettes, d'amandes, donc on ne mange pas que du sucre), un pancake à la banane, un milk-shake avec de la spiruline, un œuf, des tartares d'algues, de l'houmous avec des légumes... Ou encore un peu plus consistant, un petit déjeuner comme celui des Anglais et des Nordiques : des œufs, du bon jambon, ou les petits déjeuners des Orientaux avec du bouillon et les restes du repas de la veille, ou le petit déjeuner de vos arrière-grands-parents, avec des rillettes, du boudin – pourquoi pas ? – et du fromage.

3 *Des protéines à chaque repas*

Même en petites quantités, elles sont nécessaires pour apporter la matière première pour construire de bons neurotransmetteurs.

Soit des protéines végétales, comme les graines à faire germer pour augmenter la quantité de protéines : alfalfa, poireaux...

Soit des protéines animales, comme des œufs, du fromage, du poisson, de la viande, de la volaille, des insectes, des crustacés...

4 *Moins de féculents*

Les féculents (pain, pâtes, farines, pomme de terre, etc.) sont particulièrement riches en glucides. Nous vous conseillons d'en diminuer la consommation pour arriver à deux cuillerées à soupe de céréales cuites par repas. Manger plutôt des céréales complètes en les faisant tremper pour les pré-digérer. Rassurez-vous, en mangeant plus gras vous aurez moins envie de féculents. Pour les accros aux féculents, il est plus facile au départ de les supprimer d'un coup, totalement, car c'est trop difficile d'en manger juste un peu.

5 *Plus de légumes que de fruits*

Les légumes sont bons sous toutes les formes : crus, cuits, au wok, au four, en jus, à l'étouffée, à la vapeur douce... Ils contiennent beaucoup plus de vitamines que les fruits et moins de glucides. Veillez à en manger environ 500 g par jour.

Gardez un fruit plaisir par jour, si vous ne pouvez pas vous en passer totalement, car ils contiennent beaucoup plus de glucides que les légumes.

Ces cinq principes sont à suivre juste pendant une période, qui peut aller de deux semaines à deux mois, le temps de remédier aux déséquilibres internes liés à l'excès de glucides. Ensuite, vous pourrez faire des expérimentations pour déterminer la quantité quotidienne de glucides que votre corps peut assimiler tout en restant en forme. Le but n'est pas de vous priver de plaisir, c'est de retrouver votre moral et votre énergie.

EXERCICE : RÉDUIRE SA CONSOMMATION DE SUCRE

Testez ces cinq principes pendant une semaine et si vous vous sentez mieux, vous verrez si vous avez envie de continuer. Ne vous privez pas de plaisir ! Mangez autant que vous voulez et offrez-vous deux repas libres par semaine pour manger ce que vous souhaitez.

Si vous mangez ainsi 80 % du temps, à la longue, vous allez retrouver votre équilibre car la bonne gestion des sucres va vous donner un moral en béton !

Les deux ou trois premiers jours peuvent être un peu difficiles car le corps doit s'habituer à prendre une nouvelle direction. Certains vont vouloir appliquer ces cinq points clés tout d'un coup, d'autres ont besoin de prendre du temps pour y arriver petit à petit. Le résultat sera le même, vous serez libéré du sucre, vos symptômes vont disparaître et vous irez beaucoup mieux !

Attention, notre but n'est pas de diaboliser le sucre mais de vous aider à prendre conscience des effets qu'une surconsommation peut avoir sur votre corps et votre moral. Vous arriverez ainsi à trouver votre seuil de confort.

Se mettre en lien, le remède contre les addictions

L'addiction à la nourriture, qu'elle soit d'origine émotionnelle, qu'elle vienne du sucre ou des intolérances, est particulièrement difficile à vivre, car elle est très solitaire.

L'un des conseils de Geneen Roth[1] pour sortir du cercle vicieux de cette addiction est notamment de ne jamais manger en cachette, mais toujours devant les autres. Prenez plaisir à déguster votre carré de chocolat le soir (par exemple !), sans vous cacher, ni avoir honte, ni vous sentir coupable.

Nous vous recommandons de tout mettre en œuvre pour être en lien, avec d'autres humains, dans des relations positives qui vous font du bien. Car nous sommes des animaux sociables et nous avons besoin des autres pour nous épanouir.

HÉLÈNE SE SENT TROP SEULE

La solitude et le manque de lien poussaient Hélène à craquer chaque soir pour des tartines de pain beurré. Dans un travail sur elle-même, elle a compris que ses besoins de lien d'amour insatisfaits remontaient à sa petite enfance. Elle a appris à donner de l'amour et de l'empathie à la petite fille qu'elle était et à ressentir l'amour que ses proches, ses amis, sa famille lui portent aujourd'hui. Et si elle se retrouve avec une irrésistible envie de pain beurré le soir, et que le fait de donner de l'amour à son enfant intérieur ne lui dit rien ou ne suffit pas, elle va prendre le temps de déguster, en conscience, du bon pain avec du bon beurre, sur une belle assiette, assise à table, en sachant qu'elle se sent seule et qu'elle a besoin d'amour, et en savourant chaque bouchée…

Nous sommes libres quand nous assumons notre choix de manger pour régler nos émotions. Nous ne sommes plus accros, car nous ne subissons plus l'appel de la nourriture. Manger devient une option parmi d'autres, et nous avons le pouvoir de décider de choisir la nourriture ou de faire autre chose.

---

1 *Les Femmes, la nourriture et Dieu*, J'ai lu, 2012.

EXERCICE : À L'ACTION !

Écrivez votre plan d'action sur cette page pour vous libérer de vos addictions à la nourriture.

1 Qu'avez-vous envie de mettre en place ?

____

2 Comment souhaitez-vous changer ?

____

____

3 Datez et signez votre plan.

Date : _________________   Signature : _________________

4 Planifiez une date ultérieure pour revenir à votre plan d'action et vérifier s'il reste des choses à faire. Marquez cette date dans votre agenda (dans une semaine ou dans quinze jours), et le jour venu, faites votre bilan.

5 Le bilan : avez-vous tenu vos engagements définis aux questions 1 et 2 ? ❑ Oui   ❑ Non

Si vous n'avez pas mis en place ce que vous souhaitiez, posez-vous ces questions :

- Est-ce trop ambitieux ? Si c'est le cas, comment pouvez-vous revoir votre objectif ou comment pouvez-vous le diviser en plus petites étapes ?
- Est-ce le bon moment ? Parfois, on a très envie d'un changement, mais on n'a ni le temps, ni l'énergie, ni la possibilité de changer à ce moment-là.
- Avez-vous besoin d'aide ? Parfois, on a besoin de plus d'encouragements, d'explications ou d'un cadre structuré. N'hésitez pas à demander le soutien d'un proche ou à faire appel à un professionnel.

Nous vous emmenons maintenant découvrir quel est votre feu intérieur pour que vous puissiez trouver la meilleure façon de le nourrir et vous alimenter.

Chapitre 4

TROUVER SA FAÇON DE MANGER

Après avoir essayé plein de façons de manger différentes, nous avons enfin compris qu'il n'y avait qu'une seule façon de manger qui nous convienne et elle est unique, car individuelle !

Nous sommes tous différents et c'est aussi valable pour la nourriture. Comme il n'y a pas de vêtement universel qui irait à tout le monde, il n'y a pas une seule bonne façon de manger. Nous n'avons ni les mêmes besoins, ni le même métabolisme.

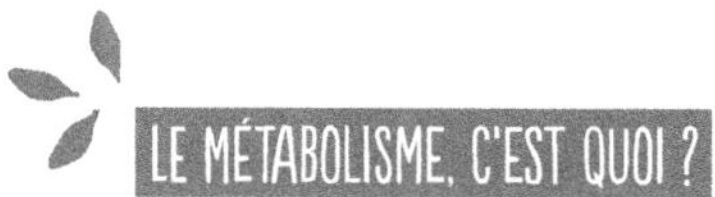

LE MÉTABOLISME, C'EST QUOI ?

Le métabolisme définit l'ensemble des réactions chimiques qui se produisent dans l'organisme pour se maintenir en vie, se reproduire, se développer et répondre aux stimuli de son environnement. Au cours du métabolisme, la nourriture est décomposée en aliments de base pour le corps (catabolisme) et est transformée en énergie ou en matériaux que l'organisme peut utiliser ou stocker (anabolisme).

Avez-vous déjà observé que les autres personnes réagissent différemment de vous à un plat ou à un aliment ? C'est normal ! C'est une erreur de penser que ce qui nous fait du bien est bon pour les autres…

— Je ne digère pas l'ail…
— J'adore l'ail, j'en mets partout !
— Je ne peux manger des œufs que le matin.
— Moi, que le soir…
— Je ne suis pas attiré par la viande.
— Quand je vois une vache, je la vois en steak, j'adore !
— Je n'aime pas les épices !
— Et moi je mets du gingembre partout !
— Je ne mange qu'une petite salade.
— J'ai besoin de solide, moi !
— Je ne supporte pas le beurre.
— Je peux manger des tonnes de beurre !

Il y a tout et son contraire, côté nourriture. Bien se connaître et s'accepter avec ses limites, c'est la clé pour bien manger.

L'hypothèse des typologies métaboliques

Nous sommes tous différents en taille, en forme et en énergie. D'après des études scientifiques[1], nous savons que tel régime alimentaire n'a pas le même effet chez l'un ou chez l'autre. En cherchant la raison de ces différences au niveau anthropologique au cours de l'évolution, l'une des hypothèses est que suivant le climat, nos ancêtres se seraient adaptés aux ressources disponibles[2] : plus on était loin de l'équateur et plus il faisait froid, plus la survie des populations dépendait des aliments d'origine animale, en particulier les graisses et les

---

1 J. Cooling, J. Blundell, « Differences in Energy Expenditure and Substrate Oxidation Between Habitual High Fat And Low Fat Consumers (Phenotypes) », *International Journal of Obesity and Related Metabolic Disorders*, juillet 1998, 22(7):612-8.

2 L. Cordain *et al.*, « Plant-Animal Subsistence Ratios and Macro-Nutrient Energy Estimations in Worldwide "Hunter-Gatherer" Diets », *The American Journal of Clinical Nutrition*, vol. 71, n° 3, 2000, p. 682-692.

protéines. Le fait que nos gènes évoluent très lentement laisserait à penser que ces différences existent encore[1].

Nous vous proposons de remplir le questionnaire suivant, avant de passer aux explications détaillées. Il vaut mieux faire le test sans trop savoir de quoi il s'agit (pour l'instant !), afin que vos résultats soient le plus neutres possible.

---

1   W. Wolcott, T. Fahey, *The Metabolic Typing Diet*, Broadway Books, 2000. Dr George Watson, *Nutrition and Your Mind – The Psychochemical Response*, Bantam Books, 1972.

QUESTIONNAIRE : QUEL EST VOTRE TYPE MÉTABOLIQUE ?

Nous vous conseillons de réserver trente minutes au calme pour répondre tranquillement à ces questions[1], y réfléchir sérieusement. Vous remarquerez qu'elles portent aussi sur d'autres plans que le plan alimentaire, car on parle de tout le métabolisme : notre apparence, notre caractère, etc.

En ce qui concerne les questions sur vos préférences, essayez de repenser à vous-même au moment où vous n'aviez pas encore de préceptes sur ce qui est bon/sain à manger et où vos choix n'étaient pas orientés par des règles restrictives ; pour la plupart des personnes, c'est avant 18 ans.

Essayez de répondre à toutes les questions le plus honnêtement possible. Si jamais vous bloquez sur une question en particulier, laissez-la et passez à la suite : le test est suffisamment long pour qu'une ou deux questions sans réponse ne modifient pas le résultat final.

---

1   Inspirées du livre du Dr John Briffa, *Une alimentation à votre image*, Ada Éditions, 2009.

Votre faim et votre appétit

❶ Combien de fois mangez-vous chaque jour ?
A. 1 à 2 fois
B. 3 repas, généralement sans collation
C. 3 repas et au moins 1 ou 2 collations

❷ Quelle est votre attitude générale envers les aliments et le fait de manger ?
A. Les aliments ne m'intéressent pas beaucoup et manger n'est pas quelque chose qui me préoccupe.
B. J'aime les aliments, mais je n'en fais pas tout un plat. OU Je ne sais pas.
C. J'aime beaucoup les aliments, tout comme manger.

❸ Avez-vous tendance à avoir faim au petit déjeuner ?
A. Je n'ai pas faim du tout.
B. J'ai modérément faim.
C. J'ai très faim, voire je suis affamé.

❹ Avez-vous tendance à avoir faim au déjeuner ?
A. Je n'ai pas faim du tout.
B. J'ai modérément faim.
C. J'ai très faim, voire je suis affamé.

❺ Avez-vous tendance à avoir faim au dîner ?
A. Je n'ai pas faim du tout.
B. J'ai modérément faim.
C. J'ai très faim, voire je suis affamé.

❻ Quelle quantité mangez-vous pour être rassasié ?
A. Je suis généralement rassasié par de petites portions et il est très rare que je me serve une seconde fois.
B. Je suis généralement rassasié par des portions moyennes et je me ressers parfois. OU Je ne sais pas.
C. J'aime avoir une assiette bien garnie, je sens le besoin de manger beaucoup pour satisfaire mon appétit et j'ai tendance à me resservir.

❼ Comment vous sentez-vous lorsque le déjeuner doit être retardé de quelques heures ?

A. Il se peut que j'aie faim, mais je me sens quand même bien.

B. J'ai tendance à avoir faim, et je sens mon niveau d'énergie et mon humeur se dégrader.

C. J'ai tendance à avoir faim et je me sens faible, irritable ou mal à l'aise.

❽ Lesquels de ces aliments ont tendance à favoriser votre mieux-être et à vous donner de l'énergie physique ?

A. Des aliments relativement légers comme les plats végétariens, les légumes et les céréales, très peu de viande ou de poisson.

B. Une combinaison d'aliments comme la viande, le poisson, les légumes et les céréales ou les pâtes ou le pain. OU Je ne sais pas.

C. Des aliments denses comme la viande, particulièrement le bœuf, le porc, l'agneau ou le canard.

❾ Lesquels parmi ces aliments ont tendance à améliorer votre énergie mentale et votre concentration ?

A. Les plats végétariens, les légumes et les céréales, très peu de viande ou de poisson.

B. Une combinaison de volaille ou de poisson, de légumes et de céréales ou de pâtes ou de pain. OU Je ne sais pas.

C. De la viande rouge, particulièrement le bœuf, le porc, l'agneau ou le canard.

❿ Quel type de petit déjeuner vous donne de l'énergie pour toute la matinée ? (sans collation)

A. Ne rien manger ou un petit déjeuner léger (pain, beurre, confiture ou des céréales ou des fruits)

B. Un petit déjeuner moyen (un œuf ou du fromage et une tartine, ou un yaourt).

C. Un gros petit déjeuner type anglais (bacon ou saucisses ou des œufs).

Vos préférences

⑪ Que choisiriez-vous pour un repas de fête ? (sans tenir compte d'une quelconque préoccupation pour la santé)

A. Des légumes, des céréales, très peu ou pas de viande ou de poisson.

B. De la volaille, comme un poulet rôti, ou un curry de dinde avec du riz ou des pâtes ou des pommes de terre OU Je ne sais pas.

C. Principalement de la viande rouge, comme du bœuf, du canard ou de l'agneau, accompagnée de garnitures.

⑫ Aimez-vous les aliments salés ou ajoutez-vous du sel (ou en ajouteriez-vous volontiers, si l'on ne vous disait pas que c'est mauvais) ?

A. Je n'aime pas les aliments salés, j'ajoute rarement du sel.

B. Le sel m'est indifférent. OU Je ne sais pas.

C. J'ai tendance à aimer le sel et j'en ajoute souvent à mes repas.

⑬ Quelles parties de volailles (dinde, poulet ou pintade) préférez-vous ?

A. Le blanc, le plus pâle. OU Je suis végétarien.

B. Peu importe.

C. Les cuisses ou les abats.

⑭ Quel type de climat préférez-vous ?

A. J'aime les climats chauds.

B. Je n'ai pas de préférence.

C. J'aime les climats froids, je n'aime pas la chaleur.

⑮ Lequel des desserts suivants préférez-vous ? (sans tenir compte d'une quelconque préoccupation pour la santé)

A. Des desserts comme les fruits ou les compotes ou les crumbles, les cakes ou les tartes.

B. Aucun dessert plus particulièrement qu'un autre. OU Je ne sais pas.

C. Gâteau au fromage, cheesecake, tiramisu, clafoutis, fromage ou mousse au chocolat ou des pâtisseries à base de beurre ou de crème.

16 **Aimez-vous le beurre et les sauces au beurre ? (sans tenir compte d'une quelconque préoccupation pour la santé)**

A. Je n'aime pas le goût du beurre ni les sauces : ils sont trop riches.
B. Cela m'indiffère. OU Je ne sais pas.
C. J'aime le beurre et les sauces au beurre.

17 **Aimez-vous les pommes de terre ?**

A. Je ne suis pas trop fan.
B. Ça m'est égal.
C. J'adore les pommes de terre.

Les effets des aliments sur vous

18 **Si vous consommez du jus de fruits ou un fruit en guise de collation, quel effet cela vous fait ?**

A. Cela me donne de l'énergie et me permet de tenir jusqu'au prochain repas.
B. Cela me rassasierait passablement, mais je prendrais bien aussi quelques noix. OU Je ne sais pas.
C. Cela ne me rassasie pas du tout et me donne encore plus faim.

19 **Quel effet une salade de poulet ou un plat végétarien est-il susceptible de vous faire au déjeuner ?**

A. Cela me donnerait de l'énergie et me permettrait de tenir jusqu'au prochain repas.
B. Cela me rassasierait passablement, mais j'aurais besoin d'une collation avant le dîner. OU Je ne sais pas.
C. J'aurais faim en fin d'après-midi et j'aurais sûrement besoin de manger avant le dîner.

20 **Est-ce que l'alimentation a un effet sur la colère ou l'irritabilité ? (si vous ne l'avez pas observé, ne répondez pas à cette question)**

A. Quand je me sens irritable, manger des choses grasses ou de la viande aggrave mon état.
B. Parfois, manger n'importe quoi m'aide à gérer ce sentiment.
C. J'ai observé qu'après avoir mangé des aliments plutôt riches, cela allège ma colère ou mon irritabilité.

㉑ Est-ce que l'alimentation a un effet sur l'anxiété, les idées noires ou l'appréhension ? (si vous ne l'avez pas observé, ne répondez pas à cette question)

A. Quand je me sens anxieux, manger des fruits et des légumes me calme.

B. Parfois, manger n'importe quoi m'aide à gérer ce sentiment.

C. Quand je me sens anxieux, manger des choses grasses et riches me calme.

㉒ Si le soir vous mangez un repas complet, quel est son effet sur votre sommeil ?

A. Cela a tendance à nuire à mon sommeil.

B. Cela n'affecte pas particulièrement mon sommeil. OU Je ne sais pas.

C. Cela a tendance à améliorer mon sommeil.

㉓ Quel effet vous font le café et le thé ?

A. Je me sens généralement bien.

B. Je me sens généralement bien, mais je ne dois pas en abuser. OU Je ne sais pas.

C. Je me sens facilement tendu ou énervé lorsque je bois du café.

Et en plus...

㉔ Comment décririez-vous votre circulation sanguine ?

A. J'ai tendance à avoir les mains et les pieds froids.

B. Mes mains et mes pieds ne sont ni chauds ni froids. OU Je ne sais pas.

C. J'ai tendance à avoir les pieds et les mains chauds.

㉕ Comment décririez-vous votre personnalité ?

A. J'ai tendance à être « anti-social », je ne raffole pas des fêtes ou des rassemblements, en général je ne reste pas longtemps ou je n'y vais pas.

B. Je ne me sens pas « anti-social », mais je ne suis pas fan de fêtes ou de rassemblements.

C. Je suis très social, j'adore être en compagnie des autres, faire la fête ou être simplement avec les autres au lieu d'être tout seul.

26 **Comment réagissez-vous aux piqûres d'insectes ?**
A. J'ai une réaction faible, ça disparaît vite.
B. J'ai une réaction ni faible ni forte. OU Je ne sais pas.
C. J'ai une réaction forte qui peut mettre du temps à disparaître.

27 **Avez-vous tendance à vous réveiller pendant la nuit ?**
A. Je me réveille rarement voire jamais.
B. Je me réveille occasionnellement. OU Je ne sais pas.
C. Je me réveille souvent vers 3 heures ou 4 heures.

28 **Comment décririez-vous la capacité de votre organisme à cicatriser les plaies ?**
A. Plutôt lentement.
B. Normalement. OU Je ne sais pas.
C. Plutôt rapidement.

29 **En moyenne à quelle fréquence allez-vous à la selle ?**
A. Moins d'une fois par jour.
B. Une fois par jour.
C. Plus d'une fois par jour.

30 **Comment décrivez-vous l'état de votre peau et de vos cheveux ?**
A. Généralement secs.
B. Ni secs, ni gras. OU Je ne sais pas.
C. Généralement gras.

Bravo, vous êtes arrivé à la fin du questionnaire ! Comptez vos réponses puis faites le total de vos points.

A = 1 point, B = 3 points, C = 5 points

Nombre de réponses A = _______ x 1 = _______ points

Nombre de réponses B = _______ x 3 = _______ points

Nombre de réponses C = _______ x 5 = _______ points

Résultats

Entre 30 et 75 points, vous êtes « cueilleur » : Vous avez un petit feu, cela veut dire que vous pouvez être rassasié pendant 3 heures avec une simple salade de crudités. Vous êtes nourri et ressourcé par les aliments dits « légers nutritionnellement parlant ». Parmi ces derniers se trouvent quasiment tous les fruits et les légumes, ainsi que les poissons, les viandes plutôt blanches, les oléagineux (noix, noisettes, amandes...) et les huiles végétales. En effet, le métabolisme du cueilleur aurait évolué pour tirer au mieux profit des légumes, des céréales et des huiles végétales.

Entre 76 et 105 points, vous êtes « chasseur-cueilleur » : Vous avez un feu moyen et la chance de pouvoir naviguer entre tous les aliments. Essayez de trouver l'équilibre. Cela ne se fait ni sur un repas, ni sur une journée. Vous pouvez avoir une période de plusieurs jours ou semaines ou vous serez plutôt attiré vers les viandes rouges, et d'autres semaines, plutôt vers les céréales, car c'est ce qui vous parle sur le moment. Écoutez-vous !

Au-dessus de 106 points, vous êtes « chasseur » : Vous avez un grand feu et vous avez besoin de grosses bûches, c'est-à-dire d'aliments « denses nutritionnellement parlant » pour pouvoir l'alimenter et vous ressourcer : les viandes rouges, les poissons gras, les produits laitiers plutôt de vache, les fromages plutôt affinés, les légumineuses et les graisses animales ainsi que les rares légumes « denses » comme les épinards, les haricots verts, les aubergines et les champignons. En effet, le profil chasseur est plus adapté pour bien métaboliser les protéines et graisses animales et les transformer en énergie.

Avez-vous un petit feu ou un grand feu ?

Pour vous aider à mieux comprendre avec quel type de métabolisme votre corps fonctionne, nous avons créé le concept de « feu métabolique ». Certains ont un petit feu, les cueilleurs, et d'autres un grand feu, les chasseurs.

Nous utilisons dans ce livre l'image du feu pour expliciter le concept très complexe du métabolisme. Sous « feu métabolique », nous entendons le fait de « brûler », de digérer la nourriture en vue de pouvoir l'utiliser en tant qu'énergie pour se maintenir en vie, rester en forme, se développer, et aussi, pour aimer, s'amuser et communiquer !

On ne nourrit pas un grand feu de la même façon qu'un petit : un petit feu peut se nourrir de brindilles, mais si l'on y met une grande bûche, cela va l'étouffer ! Au contraire, un grand feu a besoin de grosses bûches et si on lui donne des brindilles, il va les brûler en cinq minutes.

Nourrir son feu intérieur

Maintenant que vous connaissez votre feu métabolique et votre profil, nous vous proposons les grandes lignes de ce qui nourrit profondément votre corps. Ce ne sont que des indications, pas du tout des obligations. Vos goûts prévalent sur tout – sauf pour le sucre ! *A priori*, un cueilleur est rarement attiré par un steak et un chasseur qui a mangé du poisson blanc le midi prévoira probablement un goûter.

Ne vous enfermez pas dans cette liste d'aliments. Son rôle est de vous aider à comprendre ce qui correspond à votre profil. À vous d'observer ce qui se passe quand vous mangez tel ou tel aliment, il n'y a aucun interdit. Le pire qui puisse vous arriver après un repas, c'est d'avoir encore faim ou bien d'avoir trop mangé...

Les aliments bien métabolisés par un cueilleur

Nous souhaitons attirer l'attention sur le fait qu'il n'y a pas d'aliment *pour* ni *contre* les chasseurs et les cueilleurs. Chacun peut manger ce qu'il souhaite, c'est juste qu'il sera mieux nourri avec les aliments de sa liste.

Type d'aliment	Exemples
Protéines	Volailles et viandes plutôt blanches (blanc du poulet, lapin, veau), poissons blancs, crustacés, huîtres, œufs, foie de volaille, tofu, graines germées
Corps gras	Ghee, huiles végétales première pression à froid
Produits laitiers	Fromages frais, yaourt, fromage blanc (chèvre et brebis), kéfir
Légumes	Légumes verts en général sauf ceux signalés « denses » dans le tableau des chasseurs, courges et légumes racines : carottes, betteraves, panais...
Fruits	Toutes sortes de fruits frais, locaux et de saison
Légumineuses	Lentilles et haricots secs s'ils sont trempés et germés et avec modération
Oléagineuses	Graines oléagineuses : noix, amandes, noisettes, noix de cajou, etc., surtout mises à tremper quelques heures pour les rendre plus digestes et plus riches en protéines
Céréales	Céréales complètes trempées

Attention : si vous avez envie de temps en temps d'un steak ou d'une côte d'agneau, ce n'est pas interdit ! Les aliments « légers » de cette liste ne sont là qu'à titre indicatif.

Vous venez de découvrir que vous aviez un petit feu et vous vous sentez peut-être perdu. Pour vous accompagner, voici une liste d'idées pour adapter vos repas à votre métabolisme.

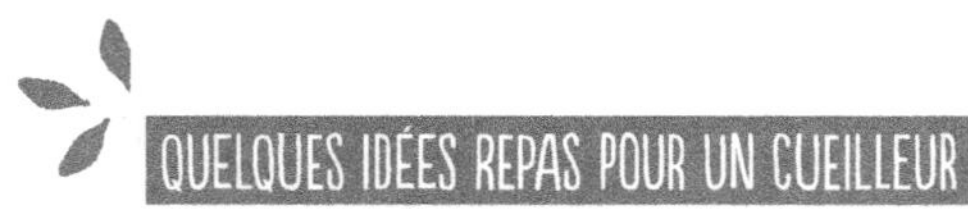

Petit déjeuner

- Des tartines craquantes quinoa, sarrasin ou des craquottes de graines faites maison avec du fromage au lait cru, bio ou fermier
- Des smoothies : fruit et yaourt mixés, éventuellement avec de la spiruline
- Des pancakes à la banane ou au potimarron[1]
- Du houmous avec des légumes en bâtonnet comme des carottes, du concombre, des radis, des endives
- Du saumon, de la truite fumée, des rillettes de thon ou de maquereau, du beurre de sardine sur le support de votre choix : tartines craquantes, tranches de légumes, craquottes de graines...
- Omelette aux légumes : poireau, poivron, courgette, champignon, épinard...
- Et même, pourquoi pas, une soupe de légumes avec de la crème fraîche
- Ou les restes du repas du soir ! Ça peut vous sembler étrange, mais quand on se réfère aux repas des autres populations, on s'aperçoit que les petits déjeuners diffèrent très peu des autres repas.

Déjeuner

- Une grande salade de légumes avec des œufs durs et une vinaigrette maison (qui contient de l'huile première pression à froid et pas de sucre)
- Une assiette maïs-betterave-avocat et une boîte de thon
- Des légumes cuits avec du poulet et de la mayonnaise maison
- Des légumes vapeur et un poisson au beurre blanc
- Du tartare d'algues sur des galettes de riz ou de maïs

---

1   La recette est sur le site de Gabriella Tamas, www.alimentation-integrative.fr

- Une ratatouille avec des lentilles ou des pois chiches
- Une salade grecque : crudité et feta ou fromage au lait cru, avec de l'huile première pression à froid

Collation
en option – si vous avez faim entre les repas

- Des noix, noisettes, noix de cajou, amandes…
- Des olives
- Du fromage au lait cru
- Un œuf
- Un milk-shake maison : du lait cru avec un œuf et de la vanille mixés
- Des quartiers de pomme avec de la purée de cajou ou de noisette
- Des pancakes à la banane ou à la poudre d'amande
- Un fruit – maximum un petit par jour !

Dîner

- Des gratins : à base d'un ou plusieurs légumes, déjà cuits à la vapeur par exemple, avec une sauce blanche ou béchamel maison et du fromage dessus, comme un gratin de chou-fleur au parmesan
- Des soupes avec de la crème ou des graines germées
- Des woks de légumes avec des pousses de soja
- Une omelette aux champignons
- Une purée de légumes au beurre cru : beaucoup de brocolis et un peu de pomme de terre ou courgette et patate douce…
- Un dahl : des lentilles corail avec des légumes et du lait de coco
- Un curry de légumes : chou, courge, légumes racines (carotte, panais, céleri-rave…) avec très peu de riz

Beaucoup de cueilleurs mangent trop de viande rouge pour leur profil métabolique, trop de féculents et pas assez de légumes. Il est vrai que l'association viande rouge-féculents est un classique de la restauration, que ce soit avec le traditionnel steak-frites ou les hamburgers souvent servis avec des pommes de terre. Pour les cueilleurs, un excès de viande peut causer de la fatigue, une mauvaise digestion et même des problèmes articulaires.

Christian, commercial stressé de 45 ans, toujours sur la route, mangeait dans les fast-foods, les restaurants et les boulangeries… Il avait perdu son moral et sa libido, tout en s'arrondissant de 5 kilos abdominaux. En faisant le test, il découvre qu'il est cueilleur. Il décide de changer la qualité et le contenu de son assiette. Il arrive à éviter les fast-foods et la nourriture industrielle pour choisir des brasseries qui cuisinent maison. Il choisit des légumes avec du poisson ou de la viande blanche, de l'huile d'olive et des céréales et féculents. À la maison, il a appris à se faire des jus de légumes pour en augmenter sa consommation. Il retrouve sa forme au bout de six mois.

Plus de légumes, une huile première pression à froid, moins de viande rouge et des aliments de meilleure qualité suffisent à rééquilibrer l'alimentation d'un profil cueilleur.

Les aliments qui conviennent mieux au chasseur

Attention ! Les chasseurs peuvent évidemment manger les mêmes aliments que les cueilleurs mais ils seront moins bien nourris et auront faim plus tôt que s'ils mangent les aliments « denses » de la liste ci-après.

Type d'aliment	Exemples
Protéines	Viandes plutôt rouges : bœuf, agneau, venaison, canard, porc, cuisse de poulet et de dinde, abats, poissons gras, moules, œufs
Corps gras	Beurre, huile de coco, huile de palme bio et non hydrogénée[1], graisse de canard ou d'oie, saindoux
Produits laitiers	Fromages affinés (surtout vache mais aussi chèvre et brebis)
Légumes	Épinards, champignons, aubergines, brocolis, choux, chou-fleur, haricots verts, asperges, céleri-rave
Fruits	Olives, avocats, fruits exotiques et séchés
Légumineuses	Lentilles et haricots secs
Céréales	Céréales complètes, avec modération et selon tolérance

Cela nous a réconfortées toutes les deux de savoir que nous avions un grand feu ! Il est rassurant de comprendre ce qui fait qu'en mangeant une salade, même une grande salade, à midi, nous avons faim une heure après, alors que d'autres sont rassasiés jusqu'au soir. La plupart des courants de l'alimentation « santé » ne conviennent pas aux purs chasseurs, car ils ont plus besoin que les autres de graisses saturées et de protéines animales.

Ça nous a simplifié la vie de savoir qu'en choisissant des grandes bûches comme un canard confit accompagné de haricots verts, nous pouvions tenir des heures sans même penser à manger.

Si vous êtes « chasseur », ne vous culpabilisez pas si vous êtes attiré par la viande rouge, le saucisson ou le fromage de vache ! Même si ces aliments ont mauvaise presse dans l'alimentation santé, votre corps en a besoin. Provenant des élevages respectueux de l'animal, de l'homme et de la planète, de bonne qualité, ce sont des aliments formidables qui ont nourri l'humanité depuis des millénaires.

---

[1] Les huiles de palme bio référencées dans les Biocoop par exemple n'ont pas le même mode de production que celles utilisées par les industriels et ne sont pas issues de déforestation.

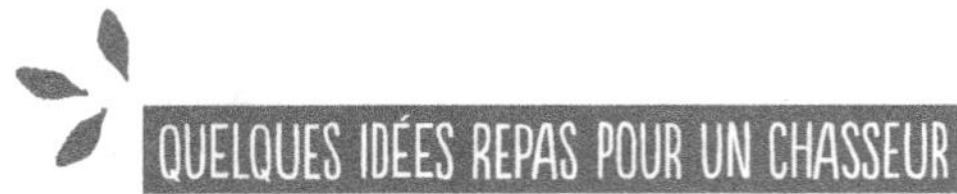

Petit déjeuner
avec ou sans légumes selon votre envie

- Des œufs : au bacon ou à la coque, brouillés au saumon, en omelette...
- Des gaufres au fromage ou au mascarpone
- Des saucisses de porc ou de volaille (canard...)
- Du saumon gravlax avec de la mayonnaise maison
- Des rillettes de thon, de sardine, de maquereau
- Du jambon sec ou du jambon blanc bio
- Du fromage au lait cru
- Du pâté, des rillettes, du saucisson de bonne qualité, bio ou fermier
- Et même les restes du repas de la veille

Déjeuner

- Des haricots verts avec du canard confit
- Un steak avec des légumes vapeur, arrosés d'huile d'olive PPF
- Du saumon au poireau, avec de la crème crue
- Une salade avec des œufs durs et du thon ou des lardons
- Une aile de raie avec de la ratatouille
- Un wok : émincé de porc ou de dinde au curry, légumes et lait de coco
- Un gigot d'agneau aux patates douces cuites au four...

Collation
(la même que pour les petits feux)

- Des noix, noisettes, des noix de cajou, des amandes...
- Des olives
- Du fromage au lait cru
- Un œuf
- Un milk-shake maison : du lait cru avec un œuf et de la vanille mixés
- Des quartiers de pomme avec de la purée de cajou ou de noisette

- Des pancakes à la banane ou à la poudre d'amande
- Un fruit – maximum un petit par jour
- Ou alors comme pour votre petit déjeuner

Dîner

- Comme pour le dîner des cueilleurs, à compléter par un œuf, de la viande, du fromage ou du poisson, du jambon ou des lardons…

Beaucoup de femmes prennent du poids après 40 ans

Beaucoup de femmes au profil « chasseur » limitent les graisses pour maigrir et ne comprennent pas pourquoi elles continuent à prendre du poids. En manque de graisse, elles compensent par du pain, des céréales, des pommes de terre, etc. Or, leur métabolisme ne sait pas comment utiliser autant de glucides et les transforme en graisse.

MARIE, CHASSEUR, SE PRIVAIT DE GRAISSE ET POURTANT GROSSISSAIT

Marie, 46 ans, trois enfants, a commencé à prendre du poids en arrêtant la cigarette. En se voyant plus ronde, elle a petit à petit arrêté de manger du beurre, du fromage, de la vinaigrette et se limitait aux produits 0 %, aux légumes verts et aux protéines maigres. Elle ne comprenait pas pourquoi elle ne maigrissait pas ! En faisant le test, elle a compris qu'elle mangeait trop de riz et de pain pour son profil « chasseur ». Elle a pu réintroduire les rillettes, le saucisson et le fromage dans son alimentation, tout en limitant les féculents.

Non seulement, les chasseurs sont rassasiés en mangeant plus gras, mais en plus ils peuvent perdre du poids s'ils mangent moins de sucres et de féculents (pains, céréales, pommes de terre…). Dans ce cas, même les fruits ne leur sont pas recommandés.

Pour les chasseurs-cueilleurs, c'est facile

Les chasseurs-cueilleurs ont une chance inouïe, tous les aliments peuvent leur convenir. Le seul danger pour eux est de tomber dans l'un des deux extrêmes. S'ils mangent comme un pur cueilleur, ils risquent de souffrir de compulsions alimentaires par manque de graisses et de protéines. S'ils mangent comme un pur chasseur, ils risquent de faire face à des problèmes digestifs, articulaires ou autres. L'idéal est de bien équilibrer son assiette, en piochant à la fois dans les aliments denses et dans les aliments légers.

Clara, une jeune femme sportive, axée sur l'alimentation « santé » tendance végétarienne, essaie de ne pas manger de viande et utilise de l'huile en spray pour ne pas en consommer trop. Or, tous les jours, elle avale un sachet de 200 g d'amandes sans pouvoir s'arrêter et n'arrive plus à courir ses 10 km quotidiens. Ses mains sont couvertes d'eczéma. Après avoir fait le test, elle comprend qu'elle est chasseur-cueilleur et décide d'ajuster son alimentation : elle ajoute du beurre, des œufs, des fromages, du poisson, du poulet. En quelques jours, elle a retrouvé la satiété. Un mois après, son eczéma a disparu et Clara est assez en forme pour courir ses 10 km !

Beaucoup de personnes peuvent remercier leur corps de leur offrir des envies alimentaires qui sont tournées vers des produits riches en graisses et en protéines, comme les amandes, car cela les sauve ! Pour certains, il s'agit même de la seule source de protéines et de graisses permise dans leur alimentation.

Ces changements d'assiette suffisent si vous êtes en bonne santé ou si vous avez de petits problèmes, comme des problèmes de peau, des allergies, du surpoids, des soucis digestifs ou des syndromes prémenstruels. Dans ce cas, quelques petits ajustements vous permettront vite de sentir une différence et de retrouver une belle énergie !

Dans le cas de pathologies chroniques comme la colopathie, des grandes fatigues, des intolérances alimentaires, des douleurs généralisées, des déprimes, manger adapté à votre profil va vous aider à mieux vivre mais cela ne suffira peut-être pas à résoudre l'ensemble des problèmes. Si vous êtes dans ce cas, nous vous recommandons de vous faire aider par un professionnel formé à l'approche du profilage qui vous aidera à choisir ce qui vous convient parmi les nombreuses démarches possibles[1].

---

1   Vous trouverez une liste de coachs sur le site : profilagealimentaire.fr

EXERCICE D'OBSERVATION : VOTRE ASSIETTE EST-ELLE ADAPTÉE À VOTRE FEU INTÉRIEUR ?

Quand vous serez prêt à le faire, notez pendant trois jours tout ce que vous buvez et ce que vous mangez.

Une fois que tout est noté :
- Surlignez :
  - les légumes en vert ;
  - les viandes/poissons en rouge ;
  - les céréales en jaune ;
  - les produits laitiers en bleu ;
  - les graisses en orange.
- Soulignez avec des vagues tout ce qui contient du sucre.
- Soulignez en violet tout ce qui est transformé par l'industrie.
- Entourez tous les aliments denses qui conviennent aux chasseurs, voir le tableau page 102.

Si vous êtes cueilleur, consommez-vous :
- assez de légumes ?
- assez de graisses végétales comme les huiles de bonne qualité, la graisse de coco, etc. ?
- trop fréquemment des viandes fortes comme le bœuf, le porc, le canard, l'agneau ?
- trop de produits laitiers de vache ?
- en majorité des aliments légers qui sont recommandés dans votre tableau ?

Si vous êtes chasseur, consommez-vous :
- assez de protéines ?
- assez de graisses animales ?
- des bons légumes ?
- pas trop de céréales ?
- pas trop de sucres ?
- en majorité des aliments denses que vous avez entourés ?

Pour tous :

- Si vous avez plus de deux ou trois aliments industriels par jour (soulignés en violet), essayez de les remplacer par des nourritures préparées maison.

Qu'observez-vous ? Est-ce que vous mettez déjà le type de combustion qui correspond à votre feu métabolique ? Est-ce qu'il y a des ajustements que vous aimeriez faire ? Comme augmenter ou diminuer les aliments denses ou légers ? Souhaitez-vous intégrer de nouveaux aliments ?

Si vous vous apercevez que votre alimentation n'est pas en adéquation avec votre profil, et que vous n'avez pas la forme ni l'énergie que vous aviez ou que vous aimeriez avoir, nous vous recommandons de commencer par vous rapprocher de l'assiette de votre profil et d'observer si vous vous sentez mieux au bout d'un mois. Vous pouvez consigner vos observations précieusement dans votre carnet, vous verrez que c'est un outil formidable pour déterminer ce qui vous convient le mieux.

À vous de voir en fonction de vos goûts ce qui va vous convenir. Nous vous conseillons d'observer, après chaque repas, comment vous vous sentez. Une bonne grille d'analyse est le tout premier questionnaire de cet ouvrage : « Vos repas vous conviennent-ils ? »

Chapitre 5

UN PEU DE PLEINE CONSCIENCE POUR PLUS DE PLAISIR

La pratique de la « méditation pleine conscience » ainsi que son application à l'alimentation « manger en pleine conscience » – des programmes laïcs pour intégrer la conscience et la présence dans le quotidien – ont beaucoup enrichi nos expériences, d'abord au niveau personnel puis au niveau professionnel. Nous avons souhaité partager avec vous les outils les plus utiles pour transformer la relation à la nourriture.

Les grands principes de la pleine conscience

La pleine conscience, qu'est-ce que c'est ?

La pleine conscience – en anglais *mindfulness* – est une pratique et une thérapie qui a pour but de soulager les douleurs, éviter la rechute de dépression et accompagner des maladies chroniques. C'est Jon Kabat-Zinn, un médecin américain, qui a développé la pratique laïque de la méditation en la conjuguant à la thérapie cognitive. Le mouvement est aujourd'hui international et la pleine conscience s'étend maintenant dans des domaines divers et variés, en entreprise, à l'hôpital et même au moment des repas.

À l'instar des programmes de son fondateur (MBSR : réduction du stress par la pleine conscience et MBCT : thérapie cognitive par la pleine conscience), il en existe aujourd'hui d'autres officiellement reconnus et fondés sur des recherches scientifiques comme le MB-EAT (Mindfulness-Based Eating Awareness Training), le programme pour manger en pleine conscience. À l'origine, il a été développé par le Dr Jean Kristeller, psychologue, qui a commencé des recherches dès les années 1990 pour évaluer l'utilité de la pleine conscience dans les troubles alimentaires[1] et la gestion du poids.

Ici, nous parlons plus de « manger en conscience » que de « manger en pleine conscience », car la pleine conscience demande d'abord la transmission d'une méthode dans un cadre structuré, à intervalles réguliers pendant huit à douze semaines, puis une pratique assidue. Par contre, « manger en conscience » ou « en présence » est à la portée de tout le monde, y compris dans un quotidien bien rempli. C'est ce que nous vous proposons ici.

La pleine conscience est comme un muscle qu'il faut faire travailler pour pouvoir l'utiliser de plus en plus, sans effort et sans fatigue. Mais nous n'avons pas l'habitude de l'utiliser dans notre société : on mange vite, en voiture, avec des distractions ou en discutant et nous ne prêtons pas attention à ce que nous mangeons, ressentons, ce que notre corps nous envoie comme signaux, que ce soit le palais qui gratte, les yeux qui pleurent, les émotions qui montent ou la sensation de la satiété.

Manger en présence, comment ça marche ?

Comme pour toute méditation, le but est de rester présent. Si nous n'en avons pas l'habitude, au début, il faut sans cesse revenir à cette présence (au fait de manger), car le mental s'échappe dès qu'il le

---

1   J. L. Kristeller, C. Brendan Hallett, « An Exploratory Study of a Meditation-based Intervention for Binge Eating Disorder », *Journal of Health Psychology*, 1999, vol. 4(3) 357-363.
J. Kristeller, R. Wolever, V. Sheets, « Mindfulness-Based Eating Awareness Training (MB-EAT) for Binge Eating: A Randomized Clinical Trial », *Mindfulness*, 2013, vol. 5(3).

peut : il planifie, il juge, il critique, les pensées arrivent et attirent notre attention dans une autre direction. C'est normal de revenir 50 ou 100 fois au simple fait de manger pendant un repas. Et si on le fait avec attention et assiduité, au fil du temps, cela devient un automatisme qui ne demande aucun effort.

Beaucoup pensent que cette pratique coupe du monde. Or, c'est le contraire. S'il est vrai qu'au début, il est difficile de se concentrer à la fois sur nos ressentis et sur une discussion, avec la pratique, cela devient naturel. Ainsi, vérifier si l'on a faim, par exemple, au début ou au milieu du repas, est quasi immédiat. On peut être à la fois présent dans la relation à autrui et dans la relation à soi, et respecter nos limites sans être coupé du monde. Au contraire, cela facilite le lien, car on ne s'oublie pas.

La pleine conscience dans notre rapport à l'alimentation

En musclant cette présence aux aliments, nous développons notre ressenti, notre capacité d'observation et notre sensibilité. Cela nous aide à nous délier de nos critiques intérieures pour manger ce qui nous convient, dans la quantité qu'il nous faut, ni plus, ni moins.

Quand on mange en présence un aliment que l'on n'aime pas ou qui ne nous fait pas de bien, l'expérience est désagréable et le corps réagit. La plupart des personnes qui ont fait l'exercice de manger une chips en pleine conscience se rendent compte que ce n'est pas bon du tout ! L'utilité est aussi de prendre conscience qu'un type d'aliment peut provoquer une réaction, vous aidant ainsi à reconnaître vos intolérances.

À l'opposé, déguster en présence un aliment qui nous fait du bien ou que l'on aime va décupler les sensations positives et nous donner encore plus de satisfaction. D'où les invitations à ralentir, à déguster, à faire attention à ce qui se passe dans la bouche, dans l'estomac, dans les cellules. Plus on arrive à être présent, plus on peut être satisfait et moins on a besoin de ces produits que nous consommons parfois en trop grande quantité par rapport à ce que notre corps peut gérer[1] (chocolat, pâtisserie, fromage, pain, etc.).

Tout au long de ce livre, nous vous invitons à être présent pour manger, en étant attentif à votre faim, à vos sensations, à vos pensées, aux signes que votre corps vous envoie. Vous pouvez manger en conscience sans faire de la méditation formelle tous les jours et cela vous sera très utile quand même.

Au cours des pages, nous avons distillé de la pleine conscience un peu partout : dans le premier chapitre, quand vous revisitez l'histoire de votre famille, cela en fait partie. Quand on parle des jugements et des voix critiques, aussi. Quand nous vous demandons de noter ce que vous mangez pendant trois jours, cela muscle aussi votre pleine conscience.

Les sept types de faim

Continuons par l'un des premiers concepts de manger en pleine conscience. Cela a été une révélation pour nous d'apprendre qu'il n'existait pas qu'un seul genre de faim mais sept différents[2]. En pouvant différencier ces types de faims, nous pouvons maintenant donner une réponse adéquate à nos vrais besoins.

Voici les sept types de faims :
- la faim des yeux ;
- la faim du nez ;
- la faim de la bouche ;
- la faim du mental ;
- la faim du cœur ;
- la faim de l'estomac ;
- la faim des cellules.

---

1 J. Kristeller, PhD, *The Joy of Half a Cookie: Using Mindfulness to Lose Weight and End the Struggle wth Food*, Orion, 2015.

2 Dr Jan Chozen Bays, *Manger en pleine conscience. La méthode des sensations et des émotions*, Les Arènes, 2013.

Les vraies faims physiologiques sont celles de l'estomac et des cellules. Seules celles-ci peuvent être satisfaites avec de la nourriture. On ne pourra pas forcément répondre aux autres faims simplement en mangeant, mais elles sont très puissantes.

Nous vous proposons un exercice pour chaque type de faim pour développer vos capacités à les distinguer et afin d'y apporter une stratégie qui va vraiment vous satisfaire.

La faim des yeux

Regarder un site de recettes, une émission culinaire, une publicité à l'arrêt de bus ou à la télé, cela nous donne envie de manger ce que l'on voit. Cela s'appelle la faim des yeux : voir de la nourriture bien présentée, ça nous donne envie, et d'ailleurs, c'est le but des publicités !

Si l'on sait que la faim des yeux existe et si l'on comprend ce qui fait que l'on a envie d'un hamburger quand on en voit la pub, on peut raisonner : on sait que l'on vient de manger, que l'on n'a pas faim et que l'on pourra, si on le souhaite toujours, manger un hamburger plus tard, ou pas.

Les yeux ont besoin de beauté, de couleur, de lumière... Pour nourrir les yeux, on peut aussi regarder de belles photos, aller au musée ou admirer le paysage.

Nous vous recommandons de prendre le temps d'observer chaque détail de ce que vous mettez dans votre bouche, les formes, les couleurs, les ombres, etc. Essayez de prendre cette habitude. Quand on cuisine en pleine conscience, on a besoin de beaucoup moins manger, car on est nourri par les images, les odeurs, le toucher et les bruits.

EXERCICE : OBSERVEZ LA FAIM DES YEUX

Dans une journée, comptez combien de visuels vous incitent à manger :

* les publicités dans le métro ou aux arrêts de bus, dans les magazines ;
* les publicités à la télé et au cinéma ;
* les réseaux sociaux : « le food porn » d'Instagram, les groupes de recettes sur Facebook ;
* les recettes des livres et des sites internet ;
* les emballages en faisant les courses, les étals au marché, les vitrines des traiteurs, des pâtisseries ;
* les fruits dans la corbeille ou la boîte à cookies sur le comptoir de la cuisine.

Observez ceux auxquels vous êtes particulièrement sensible, ceux qui vous touchent. Par exemple, la pub d'un cône glacé à la télé vous donne-t-elle directement envie d'en manger ?

Plus vous serez aguerri à observer la faim des yeux et ses effets sur vous, plus vous allez réussir à la laisser à sa juste place : au niveau du regard et pas de votre estomac ! Vous allez pouvoir admirer ces bons aliments, les savourer du regard, jusqu'à vous en remplir les pupilles. Ou bien, si c'est trop difficile, juste détourner les yeux, ça marche aussi.

La faim du nez

Votre nez sait quand il passe près d'une boulangerie ou d'une chocolaterie. Immédiatement, vous avez envie d'y entrer et de déguster ce dont l'odeur vous a alléché : une baguette ou un croissant... Le nez est l'un des organes les plus sensibles et archaïques et on est mené par le bout du nez, avec les odeurs ! Tout comme les yeux, le nez a besoin d'être nourri par les odeurs, les arômes, les parfums... L'odeur de la cuisine, de la forêt, de la terre après la pluie, celles des fleurs, les huiles essentielles, les herbes aromatiques : la menthe, la verveine, le basilic, la citronnelle ou le parfum de ses parents quand on était petit.

Prenez soin de votre faim du nez en respirant ce qui vous fait du bien !
Prenez le temps de respirer les arômes de la cuisine, de votre assiette,
de la nature, de votre environnement. Observez l'effet que cela
provoque. Vous serez surpris d'être attiré vers certaines personnes
à cause de leur parfum, ou de certains plats, du barbecue. Ne vous
laissez pas berner par votre nez dès que vous passez à côté d'une
soufflerie industrielle : ce n'est pas une vraie faim, à moins que vous
n'ayez pas mangé depuis cinq heures ! C'est votre nez qui a besoin
de se sentir vivant.

EXERCICE : LA FAIM DU NEZ : HUMEZ, RESPIREZ, DÉGUSTEZ

Quelles odeurs vous attirent le plus ?

____

Quelles sont celles qui vous rendent dingue ?

____

Celles qui vous remplissent de joie ?

Décidez pendant une journée de tout respirer, les objets du quotidien, ainsi que tout ce que vous mettez dans votre bouche avant
de l'avaler. Notez de -5 à +5 votre plaisir olfactif.

Quelques exemples : le produit ménager, la peau d'un bébé, le
parfum de vos parents, le cuir ou le synthétique de la voiture,
votre crème de jour, une fleur de votre jardin, la tonte de la
pelouse, la forêt, la bonne cuisine, des huiles essentielles bio...

L'objectif est de prendre conscience que l'on est aussi nourri par
les odeurs et de déterminer quelles sont celles qui vous nourrissent le plus. En y prêtant attention, on peut ainsi prendre plaisir
à sentir l'odeur des croissants de la boulangerie, sans avoir envie
d'en manger, car cette odeur « nourrit » une autre part de nous.

En faisant cet exercice, Patrick s'est souvenu que sa mère saupoudrait de vanille tous les desserts. Aujourd'hui, il est toujours attiré par tout ce qui est vanillé. Cela lui rappelle les bons goûters de sa maman. Et comme il a tendance à prendre du poids, il a compris qu'en respirant de la vanille, son plaisir était satisfait. Aussi, quand il a envie de glace à la vanille, il peut passer un coup de fil à sa mère pour ressentir sa chaleur d'amour maternel ! Et décider ensuite s'il a toujours envie de glace ou si l'amour l'a comblé. D'ailleurs, la vanille est le parfum préféré des Français. Et des Francaises ! Certains séducteurs et séductrices l'ont bien compris et se parfument abondamment d'eau de toilette à la vanille pour attirer leurs proies !

Prenez soin de la faim du nez car l'odorat est, avec le toucher, le sens le plus archaïque : notre mémoire olfactive est la plus durable.

La faim de la bouche

La bouche est insatiable ! C'est d'ailleurs ce qui fait que l'on ne peut pas s'arrêter avant la fin du paquet de chips : la bouche en redemande, de ce craquant, fin et salé, qui devient fade dès qu'il a fondu sur la langue et qui fait que l'on en veut de nouveau. Les industriels le savent bien et en jouent : ils investissent dans les recherches pour trouver quels sont les meilleurs goûts et textures qui nous empêchent d'arrêter d'en manger. Les chercheurs en « palatabilité » concoctent des mixes irrésistibles pour notre bouche.

La bouche a besoin de goûts et de textures, et chacun de nous a ses préférences : salé, sucré, amer, acide, piquant, onctueux, crémeux, craquant, mou, dur, liquide, solide, fibreux, coulant, juteux… Quand vous aurez identifié ce qui provoque chez vous cet effet insatiable, cela vous aidera à mieux le gérer.

Plus on aime un aliment, plus on a tendance à le manger vite. Pourtant, on en profite beaucoup moins quand on l'ingurgite à toute vitesse sans y faire attention… Personne ne va le manger à votre place ! Plus vous allez prendre du temps à manger ce que vous aimez, plus vous allez l'apprécier, et plus vous serez rassasié et satisfait.

Voici quelques conseils pour ne plus vous laisser déborder !

- Versez vos chips (par exemple) dans un petit bol au lieu de prendre tout le paquet, car quand le petit bol sera terminé, vous n'en voudrez peut-être plus et cela vous évitera de finir tout le paquet.
- Devant un buffet, nous vous recommandons de prendre une petite assiette et de choisir ce qui vous attire le plus sur le moment et en prenant la quantité juste par rapport à votre ressenti de faim. Après avoir fini votre assiette, vous pouvez faire le point : avez-vous encore faim ? Si oui, vous pouvez bien sûr vous resservir. Se servir dans une assiette vous montre la quantité réelle de ce que vous ingérez, ce qui n'est pas le cas quand vous piochez directement sur le buffet. Pour beaucoup, le format buffet peut rendre insatiable.
- Une bonne tactique pour satisfaire la bouche est de bien mâcher et de poser les couverts entre chaque bouchée : ça laisse le temps pour bien mastiquer, permettant au cerveau de prendre conscience de ce que l'on mange et en quelle quantité. Il existe même une cuillère thérapeutique qui, comme un feu rouge, vous arrête ou vous donne la permission de prendre la prochaine bouchée, suivant le temps écoulé entre les deux. C'est un gadget, vous aurez le même résultat en posant vos couverts !

EXERCICE : DÉGUSTER SON ALIMENT PRÉFÉRÉ EN PLEINE CONSCIENCE

La bouche a besoin de satisfaction. Si vous portez 100 % de votre attention sur le fait de manger quelque chose, elle va être pleinement satisfaite ! Pour y arriver, nous vous proposons de déguster votre aliment préféré en pleine conscience.

Prenez un instant pour vous, sans rien faire d'autre et en essayant de vous concentrer uniquement sur cette expérience. Mettez en bouche votre aliment préféré (ou l'un de vos préférés). Prenez tout votre temps, imaginez que vous le découvrez pour la première fois et prêtez attention :

- à son goût : sucré, salé, amer, acide, piquant...
- à sa texture : onctueuse, juteuse, crémeuse, légère, dure, croustillante, fondante, croquante...

- aux sensations sur la langue et le palais : chaud, froid, la façon dont l'aliment se répartit dans la bouche, la façon dont il se déplace, les mouvements de la langue, et l'envie d'avaler…
- au changement de goût au fur et à mesure de la mastication.

Vous pouvez répéter cet exercice avec plusieurs types d'aliments afin de mieux connaître les préférences de votre bouche.

La faim du mental

Elle apparaît quand notre tête pense ce qui est bon pour nous, et est souvent déconnectée de notre corps. Le mental peut nous dicter ce qui est sain, malsain, bon ou mauvais, trop gras ou trop sucré, combien il faut boire ou manger, etc. Ceux qui sont gouvernés par le mental ne prennent pas en compte leur corps, qui n'est en général pas nourri correctement. Cela peut engendrer des dépressions, des compulsions et divers problèmes.

Aujourd'hui, les personnes qui se nourrissent avec la faim du mental sont confuses, car elles ne savent plus quoi manger ! On peut lire tout et son contraire à propos d'un aliment, car la science de la nutrition évolue.

- Pendant cinquante ans, on nous a dit de ne pas manger gras, et aujourd'hui, il faut en manger !
- Avant, on recommandait de limiter la consommation d'œufs, car on disait qu'ils étaient bourrés de cholestérol et aujourd'hui, on sait que les œufs de poules élevées en plein air sont bons pour la santé…
- Les réseaux sociaux et les médias influent sur nos choix alimentaires. Une vision sous-jacente qui ne laisse pas libre de penser et d'écouter notre corps.
- « Le véganisme est plus sain », alors que certaines personnes se détruisent sans graisse ni protéines animales.
- « Le jeûne est spirituel », alors que certaines personnes n'ont pas l'organisme pour jeûner tout en restant en bonne santé.
- L'aliment animal est devenu « impur ».

- « La science va nous sauver » – avec des fermes de végétaux hors sol et des lumières artificielles… La science ne pourra jamais nous dire ce qui est bon pour nous et ce qui pourra vraiment nous nourrir, dit le professeur Trémolières.

Par contre, notre corps connaît exactement nos besoins et l'exprime. Si l'on réapprend à l'écouter et à le respecter, on a plus de chances d'être en meilleure santé et d'avoir un mental qui fonctionne bien !

Il peut être intéressant de lire, de se renseigner sur le côté scientifique de l'alimentation, mais toujours en vérifiant si cela est bon pour nous, pour notre corps. Ici et maintenant. Nous sommes tous différents de l'intérieur et une alimentation individualisée est fondamentale.

Malheureusement, la faim du mental est présente constamment dans notre société. On la reconnaît par ses injonctions : « il faut », « il ne faut pas », « c'est bon », « c'est mauvais »… et par des corps et des cerveaux qui ne sont pas nourris profondément.

EXERCICE : DÉVOILER LA FAIM DU MENTAL

Il est très difficile de prendre conscience de nos pensées et de nos croyances sur la nourriture. Pour vous faciliter la tâche, rappelez-vous la dernière fois que vous étiez invité et que l'on vous a servi un plat que vous ne mangez jamais. Notez ce qui vous vient à l'esprit :

- Oh la la, ça fait grossir…
- C'est trop gras !
- C'est pas sain !
- C'est que de l'industriel !
- Il y a trop de sucre !
- ____
- ____

Prenez l'habitude d'observer toutes les petites phrases que votre mental vous envoie lors des repas, en faisant les courses ou en mangeant chez d'autres personnes.

La faim du cœur

La faim du cœur ne s'assouvit pas avec la nourriture, car le cœur a besoin de lien et d'amour. L'aliment est neutre : c'est nous qui projetons dessus notre envie de contact réconfortant. Prendre conscience de la faim du cœur nous aide à dissocier l'aliment de notre besoin d'amour.

On a tous des plats préférés qui nous ramènent à des souvenirs, des situations, des personnes que nous aimons, et nous les mangeons pour retrouver les mêmes sensations qu'à l'époque, mais au fond, ils nous laissent insatisfaits.

ELSA ET LE RIZ AU LAIT

Elsa s'est rendu compte que, quand elle avait envie de riz au lait, elle pouvait en manger beaucoup sans être satisfaite, en ayant toujours faim. En analysant que cette faim venait du cœur, elle a compris qu'elle avait faim de l'amour de sa grand-mère aimante et bienveillante qui préparait ce dessert quand elle était petite. La faim du cœur est aussi une vraie faim, mais l'aliment ne peut pas la combler totalement. Aujourd'hui, quand elle a envie de riz au lait, elle comprend ce mécanisme et elle honore cette faim du cœur en regardant des photos de sa grand-mère et en parlant à ses enfants de la femme fantastique qu'elle était.

La faim du cœur se repère au vide que l'on ressent : même si l'on mange ce dont on a envie, on n'est pas satisfait, et on se sent vide. Vide au niveau du cœur, et comme c'est près de l'estomac, on pense que l'on est vide au niveau de l'estomac et que manger va nous remplir. Mais manger ne remplit pas le cœur... Quand vous repérez cette faim – qui n'est pas facile à reconnaître ! – vous pouvez parler à un être cher, jouer avec un animal de compagnie, vous occuper de vos plantes, préparer des cadeaux, vous offrir un cadeau même ou faire une activité créative. Si rien ne marche, vous pouvez toujours déguster votre plat préféré, mais en prenant le temps et en savourant chaque bouchée.

Cette faim du cœur est vraiment difficile à nourrir, car elle nous parle d'un des besoins humains les plus fondamentaux et les plus difficiles à combler. Vous avez le droit d'être triste, de pleurer, de vous sentir seul, et de ressentir de l'empathie et de la bienveillance envers vous-même, au lieu de vous en vouloir parce que vous pensez ne pas être assez bien pour être aimé.

La tristesse se gère en plongeant dedans, en y plongeant à fond. Elle finit par passer et contrairement à ce que l'on croit, ce n'est pas un puits sans fond : il y a bien un fond et après, ça passe. Mais si l'on résiste en ne voulant pas la ressentir parce que l'on a peur qu'elle nous détruise, elle est alors tout le temps présente, et peut nous mettre dans un état dépressif...

Notre conseil est de plonger à fond dans la tristesse, la solitude, le manque d'amour et de se donner un temps défini : cinq minutes ou une demi-heure par jour en fonction de vos besoins, avec une alarme ! Accepter de pleurer, se recroqueviller, et aller au fond de ce vide du cœur que l'on croit infini mais qui a bien une limite. Et quand l'alarme sonne, nous pouvons émerger plein d'énergie !

EXERCICE : LES ALIMENTS QUI VOUS APPORTENT DE L'AMOUR

Repérez les aliments que vous mangez quand vous vous sentez triste ou seul : du sucré ? du salé ? du liquide ? du croquant ? de la purée ?...

Quels sont les aliments qui vous attirent et vous frustrent en même temps, car même si vous en mangez de grandes quantités, vous avez toujours faim ? Le pain ? les gâteaux ? les glaces ? les chips ? le fromage ? tout ça ?

La faim de l'estomac

C'est la faim par excellence, celle que l'on satisfait en mangeant. Notre ventre nous signale qu'il est vide et qu'il est temps de le remplir. Nous y répondons en prenant un vrai repas ou en grignotant quelque chose en attendant celui-ci. C'est une faim fondamentale, liée à notre survie, on ne peut pas l'ignorer !

La plupart d'entre nous n'ont pas de problème pour reconnaître la faim de l'estomac. Cela fait quelques heures que l'on n'a pas mangé et notre corps nous rappelle qu'il est temps de recharger nos batteries. Les signes sont clairs : l'estomac gargouille, un creux dans le ventre, une baisse d'énergie, un manque de concentration, de la confusion mentale.

Pour d'autres personnes, il est difficile de reconnaître cette faim de l'estomac, car elles mangent sans faim, ou parce que c'est l'heure, ou qu'elles la confondent avec la faim du cœur et d'autres faims. Attention ! Ces signes sont également produits par l'anxiété. Quand on est stressé, on peut aussi ressentir des tiraillements, des gargouillis et un

resserrement au niveau de l'estomac et on peut croire que l'on a faim !
Si l'on mange alors que l'on est anxieux et que l'on n'a pas vraiment
faim, on ne se sent pas bien, car la nourriture ne répond pas à notre
besoin d'être rassuré...

L'heure peut nous aider à distinguer les signaux de faim de ceux de
l'anxiété : si l'on a bien mangé il y a quatre heures, c'est peut-être de
la faim, mais si l'on vient de manger, c'est probablement de l'anxiété.

EXERCICE : VOS INDICATEURS DE LA FAIM DE L'ESTOMAC

Quand vous avez vraiment faim, que ressentez-vous dans votre
corps ? Quels sont les signes que votre corps vous envoie pour
vous signaler qu'il est l'heure de manger ?

❑ Gargouillis de l'estomac

❑ Tiraillements de l'estomac

❑ Crampes de l'estomac

❑ Poids

❑ Vide

❑ Fatigue

❑ Vertiges

❑ Manque de concentration

❑ ____

❑ ____

Partagez vos observations avec d'autres personnes, car vous
allez voir, ce n'est pas la même chose chez les autres !

Peut-être que vous n'y avez jamais fait attention, ou que vous
n'avez jamais vraiment faim ou que vous vous soyez coupé de ces
sensations... Si c'est le cas, posez-vous quand même la question
régulièrement et vous allez voir que, petit à petit, il est tout à fait
possible de se reconnecter à son corps et à ses signaux.

L'échelle de la faim

Cet outil permet de déterminer à quel degré vous avez faim pour pouvoir y répondre avec justesse. Vous développerez ainsi la conscience des sensations de votre corps liées à la nourriture.

5	Je me sens malade, j'ai mal au cœur tellement j'ai mangé
4	Je me sens mal, j'ai trop mangé, je suis ballonné, je déboutonne mes vêtements
3	J'ai l'estomac agréablement plein, j'ai bien mangé
2	J'ai encore faim, je pourrais encore manger
1	J'ai commencé à manger, il me reste plein de place
0	Je suis bien, je suis heureux, en harmonie
-1	Ai-je faim ? ou non ? Je ne sais pas trop si j'ai faim
-2	Je commence à avoir faim
-3	J'ai un peu faim, je sens qu'il faudrait que je mange pour avoir plus d'énergie
-4	J'ai très faim, je suis irrité, j'ai mal au ventre/à la tête...
-5	Je meurs de faim, je mangerais n'importe quoi, je me sens faible

Prenez l'habitude, avant et après chaque repas, d'évaluer votre faim et votre plénitude. Ce n'est souvent pas évident au début, mais en pratiquant pendant chaque repas, vous arriverez à mieux discerner la faim de l'estomac.

L'idéal est d'arriver au 3 de l'échelle de la faim : cela permet d'être satisfait, d'avoir assez mangé mais pas trop. Quand l'estomac est rempli à 80 %[1], il lui reste de la place pour malaxer les aliments et bien digérer. S'il est rempli à 100 %, il n'a plus de place pour faire son travail et on digère moins bien. Et en plus, il s'étire et s'agrandit. Et on mangera plus que nécessaire.

Les parents peuvent demander à leurs jeunes enfants, avant chaque repas, s'ils ont :
• une faim de moineau ?
• une faim de chat ?
• une faim de loup ?

Et après le repas, leur proposer de comparer l'estomac à une cosse de petit pois :
• Combien de petits pois contient la cosse ?
• Reste-t-il de la place pour un ou deux petits pois ?
• Ou est-elle déjà remplie ?
• Les petits pois sont-ils trop serrés ?

Ces images parlent aux enfants qui, au bout de quelques jours, intègrent ces notions pour toute leur vie !

La faim des cellules

Notre corps sait très bien ce qui lui manque et peut nous en informer. Cela se manifeste par des envies alimentaires pour amener ce dont il a besoin : macro et micronutriments comme le gras, les protéines, les glucides, les vitamines, les oligoéléments, etc. Cela donne les fameuses envies des femmes enceintes ! Si vous vous souvenez de la recherche sur l'alimentation des enfants dont nous parlions au

---

1 Cette règle du ventre à 80 % vient du Japon, *« Hara hachi bun me »* : le principe est de modérer la quantité d'aliments à ingérer pour rester en bonne santé. On le retrouve aussi en France : « La modération est la clé de la santé. »

premier chapitre, ce bébé rachitique, qui se jetait sur l'huile de foie de morue pendant deux semaines parce que son corps lui dictait d'en assimiler jusqu'à faire le plein de vitamine D, faisait typiquement l'expérience de la faim des cellules.

En prenant le temps de se concentrer sur le fondement de nos désirs alimentaires, on peut retrouver la faim des cellules. Elle est comparable à la faim de l'estomac, en beaucoup plus subtil.

Même si chaque enfant naît avec une vraie connexion à son corps et sait très bien ce dont ses cellules ont besoin pour se nourrir, nous sommes nombreux à avoir perdu ce lien avec notre éducation, notre culture, notre histoire : « Finis ton assiette », « Mange ta viande », « Tu as besoin de yaourt », « Pas de dessert si tu ne finis pas tes légumes », « Arrête de manger »... Vous avez sûrement entendu des phrases qui vous déconnectent de vos sensations de la faim profonde de vos cellules.

Cette faim des cellules est un vrai besoin du corps et est souvent confondue avec les envies : personne n'a *besoin* de bonbons ni d'une glace au chocolat. Ce sont des envies, elles passent : si l'on ne mange pas la glace et que l'on fait autre chose, en cinq minutes, notre envie s'évanouit. Mais les besoins restent. Si l'on a envie de fromage, c'est peut-être parce que l'on a besoin de gras : si l'on n'a pas de fromage à la maison, on peut s'en passer en mangeant autre chose qui contient du gras, comme des amandes, du saucisson ou des olives.

EXERCICE : RECONNAÎTRE LA FAIM DES CELLULES

Avez-vous remarqué que vos besoins changent suivant les saisons et aussi suivant votre état ? Pour apprendre à connaître la faim de vos cellules, observez quels aliments vous appellent.

- En été, est-ce les crudités ? les grillades ? les fruits ou les jus de légumes ?
- En hiver, est-ce plutôt les soupes bien chaudes, les cuissons au four ou les plats qui ont mijoté des heures ?

- Quand vous êtes malade, êtes-vous plus attiré vers le bouillon de légumes ou de poule, les bananes ou les yaourts ? Ou préférez-vous jeûner ?

Utilisez toute occasion pour observer cette faim des cellules. Elle va s'affiner, se dévoiler et quand vous saurez l'écouter, vous comprendrez de mieux en mieux ce qui vous convient.

Maintenant que vous connaissez les différents types de faim, êtes-vous plus réceptif ou vulnérable à certains ? Un contexte particulier comme le stress, les régimes, la fatigue, la tristesse, la solitude vous rend-il plus sensible ?

Avoir l'estomac plein ne nous satisfait pas forcément

Un autre concept clé de manger en pleine conscience est la différenciation entre la satiété et la satisfaction. Car ce n'est pas la même chose, contrairement à ce que beaucoup croient. On peut boire beaucoup d'eau pour remplir notre estomac, mais cela ne donnera jamais la satisfaction qui arrive à la fin d'un bon repas.

La satiété, c'est le fait d'avoir l'estomac rempli. Ce signal vient petit à petit au cours du repas pour nous dire d'arrêter de manger. Peu de personnes arrivent à l'entendre. En utilisant l'échelle de la faim et de remplissage de l'estomac (p. 122), vous identifierez plus aisément votre signal de satiété.

La satisfaction vient du plaisir d'avoir l'estomac rempli de nourriture qui nous fait du bien au niveau corporel, ou de manger des aliments que l'on aime avec la présence de la pleine conscience. Notre niveau de satisfaction peut augmenter grâce à un cadre agréable, la compagnie de personnes que l'on aime ou une belle vaisselle par exemple.

On peut arriver à satiété sans avoir eu de satisfaction. C'est ainsi que beaucoup de personnes, après avoir fini un repas complet, veulent manger un dessert ! C'est le goût du gras-sucré qui va les satisfaire.

Attention, on peut manger une tablette de chocolat en entier et ne pas se sentir satisfait ! Et on peut aussi en déguster un simple carré et se sentir comblé. En effet, si l'on a réellement dégusté ce que l'on a mangé, si on l'a bien mâché, si on l'a regardé, si l'on en a senti le goût, l'odeur, on a davantage de satisfaction. D'ailleurs, la satisfaction commence en choisissant ce que l'on va manger.

HÉLÈNE ET LA CRÈME FRAÎCHE AU MIEL

Hélène a mangé un repas très léger et elle a choisi pour être rassasiée de le terminer par un petit bol de crème au miel, ce qui lui a apporté le gras et le sucré dont elle a besoin pour être à la fois rassasiée et satisfaite.

EXERCICE : À VOUS ! SATIÉTÉ OU SATISFACTION ?

Observez quels aliments vous apportent la satiété, et lesquels la satisfaction. Est-ce les mêmes ? Sont-ils différents ?

Si vous vous rendez compte qu'après le repas vous ne ressentez pas de satisfaction, pouvez-vous imaginer un plat ou un aliment qui pourrait vous l'apporter ?

En comprenant la différence entre la satiété et la satisfaction, cela peut vous apporter beaucoup plus de plaisir. Vous pouvez prendre soin de vos envies, vous n'êtes pas interdit de dessert, mais une ou deux cuillerées vont pleinement vous contenter si vous les dégustez en pleine conscience.

Fini les régimes, vive la pleine conscience !

Les régimes minceur se basent sur des informations extérieures. Nous partons du principe que quelqu'un d'autre sait mieux que nous ce dont nous avons besoin. Ces régimes visent la perte de poids : ils reposent sur l'évitement, le contrôle et les privations, avec une structure rigide, en général peu personnalisée.

Quand on mange en conscience, le principe est opposé : chacun sait ce dont il a besoin, du moment qu'il prête attention aux signaux du corps et les écoute. Par exemple, pourquoi peser la nourriture si l'on écoute la faim et si l'on fait attention au signal de satiété ? On mange alors ce dont on a besoin, sans excès. On se sent autonome, responsable et on fait des choix de plus en plus éclairés et conscients.

La pleine conscience ne vise pas la perte de poids, mais à améliorer l'état de santé des gens avec flexibilité et écoute de soi. Toutefois, les recherches précédemment citées de Jean Kristeller établissent un lien entre manger en pleine conscience et le contrôle du diabète ou la gestion du poids, même si ce n'est pas le but recherché. Cela découle de la démarche d'être présent à ce qui se passe dans le corps. L'approche est forcément unique pour chaque personne, car les ressentis sont toujours différents. Il n'y a pas d'aliment bon ou mauvais dans la pleine conscience, pas d'interdits, pas de restrictions. Chacun est responsable de son corps et de son bien-être.

De plus, si les régimes minceur sont souvent des stratégies à court terme avec un travail superficiel, la pleine conscience est une approche de long terme. On travaille dans la profondeur, sur le bien-être global de la personne. Au lieu du déni de soi propre aux régimes (en commençant par la sensation de faim), au lieu de considérer son corps comme un ennemi à dompter ou à punir, on travaille la bienveillance, la permission et l'acceptation de ce qui est. Ce sont les éléments clé pour se libérer du cercle vicieux des problèmes alimentaires et pour établir un rapport sain, basé sur le plaisir. La nourriture retrouve sa juste place, elle est une alliée de bien-être et de santé.

Attention, l'objectif de manger en conscience est de trouver l'équilibre alimentaire qui convient à notre corps. La bienveillance n'est pas une excuse pour justifier des comportements alimentaires excessifs qui ne sont pas bons pour nous. D'ailleurs, si vous écoutez et comprenez vos motivations, vous ne le ferez pas. Ces comportements (excès de pâtisseries, d'amandes, etc.) sont le symptôme d'un autre souci (hypoglycémie, addiction au sucre, mangeur émotionnel, etc.) et nous vous conseillons de creuser pour comprendre leur signification et pouvoir modifier votre alimentation pour qu'ils disparaissent.

L'intention de la pleine conscience est de prendre en compte toutes les émotions, les enjeux, les sentiments, les pensées, les comportements autour de l'alimentation. Plus vous vous connaissez, plus vous vous comprenez, plus vous êtes bienveillant avec vous-même, et plus vous êtes libre de savoir et de choisir ce qui vous convient. Vous retrouverez la joie, le plaisir et la confiance en vous !

Chapitre 6

EN PRATIQUE : COMMENT BIEN MANGER ?

Vous profitez déjà de tout ce que vous avez appris dans ce livre : vous avez démêlé les fils de votre histoire et de celle de votre famille, vous avez compris que vous serez plus en forme en mangeant selon votre feu intérieur, vous avez des pistes pour vous libérer des addictions, vous avez compris la différence entre les sept types de faim, et qu'il est indispensable d'écouter son corps profondément en observant les informations qu'il vous envoie.

À présent, nous allons vous donner des pistes concrètes que vous pourrez actionner à votre convenance : certaines seront plus simples pour vous, d'autres peut-être plus compliquées à mettre en place. Prenez votre temps ! Quand vous serez prêt, cela viendra presque tout seul…

Que manger ?

Choisissez vos calories avec le plus de nutriments

Le corps a besoin de nutriments. Considérer l'alimentation par le biais des calories est peut-être une habitude pour vous, mais compter les calories ne permet pas de distinguer le plus important, c'est-à-dire ce qui va nous ressourcer profondément.

Prenons l'exemple d'une barre chocolatée classique et d'un wok de poulet aux légumes verts avec un petit bol de riz. Dans les deux cas, on est à environ 600 calories. Or l'un ne remplace pas l'autre ! Dans le poulet, il y a des protéines, dans les légumes, des minéraux, des micronutriments, et pour faire revenir le tout, un peu de graisse. La barre chocolatée, elle, contient plus de la moitié de sucre et un peu de matière grasse de mauvaise qualité, aucune vitamine, aucuns minéraux, et de nombreux éléments industriellement transformés, comme le sirop de glucose, la lécithine de soja et le beurre concentré que notre corps ne reconnaît pas et dont il ne sait pas quoi faire. Notre corps va réagir différemment aux 600 calories issues de cette barre chocolatée qui sont des calories vides, incapables de nous nourrir, et aux 600 calories issues d'un plat complet riche de bons nutriments identifiables et utilisables par notre corps pour soutenir son bon fonctionnement.

Alors choisissez de manière sage : le plus de nutriments pour le moins de calories possible. Ce sont ces aliments qui vont mieux vous nourrir et vous donner plus d'énergie. Leur avantage aussi est de vous empêcher de grignoter, d'avoir faim trop souvent et ils vous donneront la stabilité de l'humeur et la confiance en vous.

Des aliments les plus naturels possible

Nous vous recommandons d'acheter les aliments le plus proche possible de leur état naturel, en version reconnaissable : de la viande hachée au lieu de boulettes préparées, des légumes frais au lieu de conserves ou de plats industriels, des spaghettis au lieu de boîtes de pâtes instantanées, des bocaux de tomates pelées au lieu des sauces toutes prêtes, des fruits frais, locaux et de saison, au lieu de desserts sucrés, des yaourts nature dans lesquels on ajoutera du miel ou des fruits frais au lieu des desserts lactés.

Tout ce que vous cuisinez à la maison, même des plats tout simples, sera toujours mieux pour votre corps que ce que vous achetez déjà fait. Les aliments industriels sont bourrés d'additifs pour rester sur les étals le plus longtemps possible avec une jolie apparence et un goût attirant, tout en coûtant de moins en moins cher (pour vous convaincre, regardez la composition des aliments ou plats transformés qui vous font envie et comptez le nombre d'ingrédients que vous ne connaissez pas à l'état naturel). En plus, le processus industriel fait perdre beaucoup de nutriments, notamment les vitamines, car tout est sur-cuit, sur-mixé puis reconstitué pour donner une belle forme. Ensuite, les vitamines manquantes sont ajoutées, mais elles sont de synthèse et le corps les assimile moins bien, il préfère les vitamines naturelles ! L'objectif de l'industrie agroalimentaire n'est pas de nous nourrir en profondeur. Ça, c'est votre objectif à vous.

Aujourd'hui, il est de plus en plus facile de se procurer ces aliments bruts dans des marchés, en vente directe auprès de producteurs de votre région, des magasins en vrac ou, pour ceux qui n'ont pas le temps, dans des magasins de surgelés qui proposent des gammes d'aliments bruts non transformés. Vous pouvez aussi passer par une Amap[1] (Association pour le maintien d'une agriculture paysanne). Le principe est de recevoir une fois par semaine un panier composé de produits de paysans sélectionnés. Il en existe partout en France, et s'il n'y en a pas près de chez vous, vous pouvez créer la vôtre !

Les bonnes graisses, c'est la vie !

Il n'y a pas de bonnes ni de mauvaises graisses quand elles sont dans leur état naturel : la graisse de canard, les bonnes huiles première pression à froid, le beurre, la crème et les fromages issus de vaches qui broutent de l'herbe, et même le saindoux, l'huile de coco, les œufs, les noix, les avocats...

N'oubliez pas que la qualité nutritionnelle des produits ou sous-produits animaux dépend de l'alimentation des bêtes. Un exemple concret pour comprendre : le beurre de printemps est bourré de ces fameux Oméga 3 dont on parle si souvent en vantant leurs bienfaits pour la santé. Mais c'est le cas uniquement si les vaches ont mangé

---

1   www.reseau-amap.org

de l'herbe de printemps, pas du maïs, de l'ensilage ou du tourteau de soja OGM du Brésil !

Le corps a besoin de ce bon gras. En revanche, fuyez le « mauvais gras », c'est-à-dire les graisses transformées, comme les huiles qui ne sont pas bio, hydrogénées ou estérifiées, et qui sont présentes dans les margarines, les céréales du petit déjeuner, les pétales de maïs, les pâtes à tartiner, les fritures, les pâtisseries, les viennoiseries, les biscuits, les pizzas, etc. En résumé, dans tous les aliments industriels.

Aujourd'hui, de nombreuses études[1] montrent que les graisses saturées comme le beurre ne sont pas responsables des maladies cardiovasculaires et que les personnes qui en consomment se portent bien. Malheureusement, ces graisses ont été diabolisées à partir des années 1950 et il y a encore beaucoup de personnes qui n'osent pas en manger, même si cela leur manque, par peur de se faire du mal et aussi de grossir.

Gary Taubes, dans son livre *FAT : Pourquoi on grossit*[2] explique qu'à cause de notre peur des graisses, la consommation très faible de celles-ci entraîne en retour une consommation excessive de sucres et de glucides. Voilà la vraie cause des prises de poids et des maladies inflammatoires et cardiovasculaires.

Les graisses sont indispensables à notre cerveau, car il est lui-même composé à 70 % de graisses. Elles sont aussi indispensables pour fabriquer nos hormones. Certaines recherches[3] mettent en lien le manque de bonnes graisses avec les maladies dégénératives du cerveau, comme Alzheimer et Parkinson. Donc, un conseil : mangez gras et du bon gras !

Pas facile de changer cette croyance sur les graisses : des personnes éduquées sans gras, et qui ont vécu jusqu'à présent en fuyant les graisses, ont du mal à intégrer que le gras, c'est bon pour la santé.

---

1   Notamment « Effect of Low-Fat Diet Interventions Versus Other Diet Interventions on Long-Term Weight Change in Adults: a Systematic Review and Meta-Analysis », *The Lancet*, décembre 2015, volume 3, numéro 12, p. 968-979.

2   Thierry Souccar Éditions, 2012.

3   Dr David Perlmutter, *Grain Brain*, 2013 ; Mary T. Newport, M.D, *The Coconut Oil and Low-Carb Solution for Alzheimer's, Parkinson's, and Other Diseases*, Basic Health Publications, 2015.

Quand on a assimilé une croyance pendant des années, il n'est jamais évident de s'en détacher. Si vous êtes dans ce cas, nous vous conseillons de réintroduire progressivement les bonnes graisses, de qualité, en vous laissant guider vers ce qui vous fait le plus envie.

Certains de nos clients sont ravis d'entendre qu'ils peuvent consommer du bon gras issu de produits de qualité : des rillettes artisanales, du canard fermier, du pâté bio, du beurre bio, des yaourts entiers, des fromages de pâturage, et que c'est bon pour eux ! Ils repartent avec un grand sourire, car ils ont la permission de remanger tout ce qu'ils s'interdisaient depuis des années et qui leur manquait. Quand ils reviennent nous voir, ils nous disent qu'ils ont beaucoup moins envie de grignoter, qu'ils dorment mieux et qu'ils sont de meilleure humeur.

Les protéines sont indispensables

Elles peuvent être d'origine végétale ou animale (suivant votre profil et vos goûts) et se trouvent un peu partout : dans les céréales complètes, dans la plupart des légumes, les avocats, les champignons, les légumineuses, les oléagineux, les graines germées, les yaourts, les fromages, les viandes, les volailles, les poissons, même dans les algues. Là où il y en a le plus, et le plus facilement assimilables par le corps humain, c'est dans les produits animaux : œufs, laitages, viande, volailles, poisson. Choisissez selon votre envie et votre goût, en écoutant bien les messages de votre corps.

Nous vous recommandons de choisir vos produits issus des élevages non industriels qui respectent le bien-être animal, surtout des élevages bio ou des petites exploitations, et d'explorer autour de chez vous les producteurs et leurs ventes directes. Et si cela vous est proposé, osez aller à la rencontre des éleveurs pour y voir les conditions d'élevage.

Vous pouvez aussi cuisiner des plats végétaux très protéinés comme de l'houmous à base de pois chiche et des caviars d'oléagineux, comme du caviar de graines de tournesol.

Ne négligez aucune de ces sources, essayez de les varier le plus possible, cela contribuera à votre équilibre alimentaire.

Mangez uniquement ce que vous aimez

Ne vous forcez pas à ingérer des aliments que vous n'aimez pas, sous prétexte que c'est bon pour la santé. Nous sommes tous différents. Nous avons des goûts différents, et nos goûts sont importants, car ils indiquent ce dont notre corps a besoin. Si vous faites la grimace en avalant du tartare d'algues par exemple, n'insistez pas et essayez d'autres sources de protéines. En revanche, n'hésitez pas à tester les produits que vous ne connaissez pas : si vous n'aimez pas, ce n'est pas grave, mais vous pourriez faire de belles découvertes et enrichir la diversité de votre alimentation.

La check-list

Voici la check-list à avoir en mémoire quand vous faites vos courses :

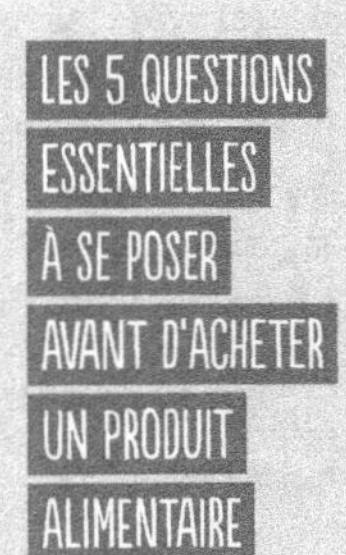

Est-ce un aliment traditionnel ?
L'humanité s'est-elle nourrie de cet aliment depuis des millénaires ?

Est-ce un aliment naturel ?
Pourriez-vous le trouver en l'état dans la nature ? ou le cuisiner vous-même à base de produits naturels ?

Connaissez-vous tous les ingrédients ?
Avez-vous les ingrédients à la maison et les utilisez-vous au quotidien ?

Savez-vous comment il a été transformé ?
Pourriez-vous le préparer à la maison avec des ingrédients simples ?

Est-il local et de saison ?
Pourriez-vous le trouver en ce moment chez un producteur près de chez vous ?

Commencez par une étape à la fois. À la longue, les petits ruisseaux font les grandes rivières !

L'idéal, c'est la cuisine maison

Pour bien manger, rien de mieux que la cuisine maison. Elle vous permet de limiter les produits transformés dont notre corps ne sait que faire, et surtout, elle est synonyme de liberté. Vous choisissez les associations que vous aimez, les goûts qui vous font envie, vous contrôlez la qualité des produits que vous consommez, et vous faites du bien à votre santé !

Nous vous encourageons à vous remettre à la cuisine, même si c'est une cuisine très simple. Faire des carottes râpées, du concombre à la crème ou mettre un poulet entier au four, ça ne prend pas beaucoup de temps et ne demande pas de connaissances particulières. Et cela a beaucoup d'avantages.

CATHERINE ET MICHEL SE SONT MIS À CUISINER

Catherine s'est mise à cuisiner à la naissance de son premier enfant pour lui concocter de bons petits pots et lui assurer une croissance optimale. Puis, quand son enfant a mangé à table en même temps que ses parents, elle a continué à cuisiner pour prendre soin de toute la famille.

Michel, après sa retraite, a décidé de prendre sa santé en main pour bien vieillir et poursuivre ses activités de jeune retraité. Il prend le temps d'aller au marché deux fois par semaine et y a pris goût, non seulement en raison de la qualité des produits qu'il y trouve, mais aussi grâce aux échanges conviviaux avec les producteurs.

Si vous ne cuisinez pas, ou pas assez à votre goût, qu'est-ce qui fait que vous auriez envie de le faire ? Pour vous détendre ? Pour vos enfants ? Pour le bien-être de toute la famille ? Pour vous occuper ? Pour manger ce que vous aimez ? Prenez le temps de répondre à cette question, car cela va vous aider à garder votre motivation.

Rapide et facile, c'est possible

Surtout, ne vous prenez pas la tête, bien manger, cela peut être très simple ! Pas la peine de cuisiner plusieurs plats par repas, ni de se lancer dans de grandes recettes qui prennent des heures. Nous allons vous aider à faire simple, rapide, efficace.

Vous ne savez pas du tout cuisiner ? Il existe des centaines de livres, sites et blogs vous proposant des recettes simples et rapides, en pas-à-pas, ainsi que des conseils pratiques.

Vous courez après le temps ? De nombreux outils peuvent vous simplifier la vie dans la cuisine, il y en a pour tous les goûts et tous les budgets : les robots multifonctions (des plus simples bon marché aux plus complexes) qui râpent, battent, mixent à votre place et vous font gagner du temps, les extracteurs de jus pour ceux qui ne veulent pas cuisiner les légumes, et les cuiseurs électriques programmables : vous mettez les ingrédients le matin et quand vous arrivez le soir, magique, votre plat principal est cuit et gardé au chaud !

AMÉLIE, SES ADOS ET LA CUISINE MAISON

Les deux ados d'Amélie raffolent des Pasta Box, très pratiques lors des voyages en voiture... Depuis qu'elle a regardé leur composition, elle leur propose une version maison. Ils ont commencé par râler mais ont vite été convaincus par le goût maison et ont reconnu que les pâtes sentaient meilleur dans la voiture ! Amélie a aussi arrêté d'acheter des gâteaux industriels, même bio, pour les faire elle-même. Les gâteaux se font plus rares et sont donc plus appréciés. La qualité des ingrédients est bien meilleure : du beurre bio, des œufs de poules élevées en plein air, de la farine complète, moitié moins de sucre pour ajuster au goût de la famille. Comme les gâteaux sont plus nourrissants, ses enfants en mangent moins d'un coup et il en reste toujours pour le lendemain.

Quand on prend des aliments de base de bonne qualité, on n'a pas à se soucier de ce qui est bon ou pas pour la santé et à se demander si l'on a bien tout ce qu'il faut pour bien se nourrir. Pas la peine d'ajouter des vitamines et d'autres compléments, tout est nourrissant !

Le goût de cuisiner

Certains pensent peut-être qu'une femme qui cuisine est une femme soumise qui n'a pas de vie personnelle hormis les tâches ménagères. Détrompez-vous ! Allez faire un tour sur les blogs culinaires et vous verrez des femmes indépendantes, entrepreneuses, qui cuisinent avant tout par passion ! Il ne faut pas confondre le fait de faire la cuisine avec amour pour soi et sa famille avec les corvées et la soumission. Aujourd'hui, la situation de la femme a changé par rapport à l'époque de nos grands-parents et ne jetons pas le bébé avec l'eau du bain. Si vous êtes en couple, vous pouvez cuisiner à tour de rôle. Si vos emplois du temps ne le permettent pas, vous pouvez cuisiner en amont, le week-end par exemple, et congeler les plats pour la semaine. Dans la cuisine, toute la famille peut participer, faites-en un moment joyeux de partage et de découverte, par exemple en faisant participer les enfants le week-end.

Vous pouvez aussi retrouver le goût à la cuisine après la journée de travail, en y pensant comme à un moment de pause et de créativité. Et aussi une façon de se nourrir déjà en préparant, avec la vue, les odeurs, le toucher, et en profitant des bons ingrédients.

Gardez aussi à l'esprit que manger vite, sans faire attention, devant la télé ou derrière le volant, en conduisant, ou en marchant dans la rue, ça nourrit moins. En effet, notre attention est portée ailleurs, on est multitâche : le cerveau n'est pas concentré sur le repas et les informations ne passent pas bien : on mâche moins, donc les nutriments sont moins assimilables, on peut avoir encore faim à la fin du plat ou on peut manger plus que si l'on y prêtait réellement attention. Les recherches scientifiques prouvent que manger en conscience fait que l'on mange moins tout en se sentant plus satisfait et rassasié[1].

Le menu idéal

Nous le répétons, faites simple ! Pas la peine de réfléchir à des menus « entrée, plat, dessert » pour un repas du soir en famille. Nous vous proposons cette formule en quatre parties : légumes, protéines, féculents et graisses. Ainsi, vous obtenez un plat complet dans lequel chacun se servira en fonction de ses besoins et de ses goûts.

---

1   Dr Jan Chozen Bays, ouvr. cité.

- **Des légumes :** soupe, jus de légume(s), légumes cuits, crudités, salades, wok...
- **Une protéine :** omelette, fromage, steak haché, conserve de sardines, graines germées, bocal de haricots rouges...
- **Un féculent :** pain, pâtes, riz, galettes de sarrasin...
- **Une source de gras :** huile d'olive première pression à froid, beurre de lait cru, crème fraîche, lait de coco, graisse de canard...

Comme vous le constatez, les combinaisons sont infinies ! À vous de compléter ces listes d'idées : chaque famille a ses propres goûts et à vous d'en discuter avec les autres pour intégrer leurs envies. Car plus vous impliquerez les membres de votre famille, plus ils apprécieront leur repas et plus ce sera facile pour vous !

EMMANUELLE ET LE REPAS DU SOIR

Emmanuelle propose ce soir un repas constitué de riz, de poireaux vinaigrette et de poisson au four en papillote. Elle pose trois plats sur la table et laisse chacun se servir pour moduler les quantités. Sa petite dernière prend double dose de riz et son grand frère sportif double dose de poisson. Son mari évite les féculents parce que cela l'empêche de dormir et prend plus de légumes et de poisson. Emmanuelle, elle, se sert de tout, plus ou moins en fonction de son appétit. Son fils préfère la sauce soja, sa fille la mayonnaise et son mari, le beurre ! Tout est là sur la table, chacun se sert en suivant son goût et tout le monde finit son assiette. Et s'il y a des restes, Emmanuelle les conserve au réfrigérateur pour compléter un repas ou faire une lunchbox.

Ainsi, chacun est libre tout en partageant le même repas. Tout le monde se respecte et respecte les autres. Le plus difficile est d'accepter que chacun soit différent et d'arrêter de contrôler l'assiette des autres. Et faire confiance : tous les membres de la famille, même les enfants, sont assez responsables pour décider pour eux-mêmes, dans le cadre du menu proposé.

EXERCICE : LES GOÛTS DE TOUT LE MONDE

Pour impliquer tout le monde et cuisiner ce qui va plaire à tous, nous vous proposons de faire remplir à chaque personne de votre famille ce qu'elle aime. Vous pouvez par exemple suivre les colonnes suivantes :

Légumes	Féculents	Protéines	Plats entiers	Desserts

Quand les enfants voient que leurs légumes sont sur la liste, cela les motive à en manger ! Quand vous leur demandez de s'impliquer en exprimant leurs choix alimentaires, ils ressentent du respect et de la considération pour leurs goûts. Vous verrez, il y aura beaucoup moins de « beurk » et de « j'aime pas » à table !

La question du coût

Aujourd'hui, l'alimentation est pour beaucoup une préoccupation secondaire : de moins en moins de personnes cuisinent, on veut y passer de moins en moins de temps et on y consacre de moins en moins d'argent. Avant les années 1950, 40 % du budget de la famille passait dans l'alimentation, aujourd'hui, les Français dépensent moins de 15 % en nourriture ! Et la tendance est à la baisse.

Dans le budget des familles, la seule chose compressible est l'alimentation. Le loyer, l'électricité, il faut les payer, mais la nourriture, on peut économiser. Le problème est que tout ce qui n'est pas cher n'est pas forcément de bonne qualité. Or, une alimentation de bonne qualité n'est pas forcément onéreuse, et en tout cas pas plus chère que les compléments alimentaires ou les plats préparés. Mais il y a une condition à cela : il faut y consacrer de l'énergie.

Si vous souhaitez rester en bonne santé, l'alimentation de qualité peut jouer un rôle majeur. Or, uniquement les aliments issus d'une agriculture durable, des plantes produites dans des conditions naturelles, sans engrais chimiques, sur des sols riches, les animaux élevés traditionnellement, nourris avec des aliments naturels, peuvent[1] apporter les nutriments dont le corps a besoin. Entre une tomate de supermarché achetée en décembre, élevée hors sol et une tomate du jardin cueillie en août, issue d'un sol entretenu avec du fumier et du compost, il y a un monde entier. Ce n'est pas parce qu'extérieurement elles se ressemblent qu'elles renferment les mêmes nutriments, car la majeure partie des nutriments provient de la terre ! Et ce n'est sûrement pas une conserve fabriquée industriellement qui va garder ces nutriments pour notre bénéfice.

Pour gagner côté budget, cherchez les producteurs qui font de la vente directe, achetez en vrac, achetez groupé ou en lot, abonnez-vous à une Amap ou une « Ruche qui dit oui », un autre système pour recevoir chaque semaine des produits bio et de saison issus de petits producteurs, allez au marché ou dans une cueillette près de chez vous...

Qui a dit que cela ne peut pas être amusant ? Avez-vous déjà essayé de cueillir des légumes avec votre famille et de choisir ensemble ce qui vous fait envie ? Avez-vous pris plaisir à transformer de beaux produits frais en plats savoureux ?

L'alimentation est l'un des piliers de la santé avec le sport, la gestion du stress et les aides extérieures comme les plantes et les médicaments. On mange en général trois fois par jour : on a trois fois par jour l'occasion soit de se faire du bien, soit de se faire du mal. Autant se faire du bien ! On peut comparer notre corps à une voiture, et si l'on met de l'essence trafiquée dans le réservoir, ça va marcher, mais beaucoup moins bien. Et si l'on met de l'eau, elle s'arrête tout de suite.

Même si vous avez envie de changer, certains d'entre vous auront peut-être plus de mal à explorer de nouveaux endroits pour faire les courses, acheter de nouveaux produits, se mettre à éplucher les légumes, suivre de nouvelles recettes... Nous l'avons vu au début de cet ouvrage, le lien à la nourriture vient de notre petite enfance et de notre histoire familiale. Il existe peut-être pour vous des raisons

---

1   Article de l'INRA sur la qualité nutritionnelle des produits bio, issu de l'étude de la méta-analyse anglaise « Organic Food Quality ».

valables, conscientes ou inconscientes, pour ne pas vous nourrir d'une façon juste. Allez à votre rythme et écoutez-vous : pour tenir dans le long terme, ce changement ne doit pas être synonyme de contrainte mais de plaisir (nous reviendrons sur la question des blocages dans le chapitre suivant).

Du petit déjeuner au dîner, les règles d'or

Se préparer un bon petit déjeuner nourrissant

L'idéal est de se lever trente minutes avant de partir, et prendre cinq minutes pour cuisiner un petit déjeuner avec du gras et des protéines – voir les tableaux du chapitre 4 en fonction de votre profil. Par exemple, deux œufs sur le plat avec deux tranches de bacon et une tranche de pain toastée (vous pouvez conserver facilement le pain au congélateur). Ainsi, vous serez rassasié toute la matinée et ne commencerez à ressentir la faim que vers l'heure du déjeuner.

Beaucoup de gens se lèvent à la dernière minute et achètent une viennoiserie à la boulangerie. Arrivés au bureau, ils prennent un café, et au milieu de la matinée, ils ont faim et avalent une barre chocolatée et un soda. Et ainsi de suite. Pas étonnant qu'ils se sentent épuisés ! Ils ne mangent quasiment pas d'aliments nourrissants et ce trop-plein de sucre dès le matin leur donne une énergie en dents de scie.

Si vous aussi vous êtes fatigué, essayez malgré tout de vous lever plus tôt : démarrer par un bon petit déjeuner vous donnera de bonnes bases pour votre journée.

Réfléchir aux bons choix pour le déjeuner

Si vous déjeunez au restaurant, commandez des salades composées, des plats complets type poisson-haricots verts ou osso-buco, ou même le menu du jour entrée-plat-dessert.

Si vous apportez votre lunchbox, cuisinez un peu plus au dîner pour pouvoir déjeuner des restes du repas de la veille, ou bien faites des Pasta Box maison, même le matin avant de partir – ça prend quinze minutes dont dix de cuisson –, ou bien préparez-vous un sandwich avec un pain semi-complet au levain, du beurre et du jambon de qualité.

Grignoter plus sain

Si vous avez faim en rentrant à la maison, nous vous proposons de grignoter des olives, des rondelles de concombre, quelques noix de cajou, un peu de saucisson ou même des dés de comté. Cela va vous éviter de vous ruer sur les chips ou les gâteaux apéritif tout en vous nourrissant mieux. Prévoyez de les mettre dans un bol ou une coupelle pour contrôler la quantité que vous mangez.

Dîner plus tôt

Nous vous recommandons de passer à table avant 20 heures pour avoir le temps de digérer avant de vous coucher. Vous vous endormirez plus facilement et votre sommeil sera plus réparateur. Et vous aurez faim au petit déjeuner le lendemain matin !

Planifier : la clé de la liberté

Nous vous encourageons à prendre le temps de planifier vos menus de la semaine, si vous ne le faites pas déjà.

Le fait de savoir à l'avance ce que l'on va manger évite les mauvaises surprises pour les enfants, cela les sécurise et permet d'aborder les repas plus sereinement. Cela évite aussi le « je ne sais pas quoi faire et je commande une pizza », ce n'est pas une question de bien ou mal, c'est une question de nutriments qui seront moins absorbés par le corps.

Si vous êtes en famille, décidez avec vos enfants des idées de repas pour la semaine en suivant le principe légume-féculent-protéine : galettes de sarrasin œuf-fromage, croque-monsieur, carottes râpées et omelette, pâtes à la bolognaise, mini-crêpes accompagnées de légumes comme des épinards, ou du fromage de chèvre et du riz cantonais.

Si vous êtes seul ou en couple, réfléchissez à ce que vous aimez manger, selon les saisons et votre profil (identifié dans le chapitre 4).

Outils de planification

Le menu hebdomadaire

Ce simple calendrier hebdomadaire, à recopier sur une feuille chaque semaine, peut vous aider à penser aux menus, aux courses et à planifier le temps passé à la cuisine. Appuyez-vous également sur la liste « Les goûts de tout le monde » (plus haut dans ce chapitre) pour y puiser des idées qui plairont à toute la famille.

	Lundi	Mardi	Mercredi	Jeudi	Vendredi	Samedi	Dimanche
Menus							
Courses							

En général, on a besoin de deux semaines de menus par saison, car la plupart des familles fonctionnent avec la même quinzaine de recettes.

Surtout ne jetez pas vos anciens menus, car lorsque vous serez à court d'idées, il suffira de reprendre une ancienne feuille pour s'en inspirer !

Les idées de repas pour la semaine

Encore plus simple, prenez une feuille et écrivez cinq idées de repas du midi et cinq du soir – et éventuellement cinq goûters. Vous pourrez faire les courses en fonction de cette liste. Et vous choisirez le menu du jour en fonction de votre envie et de celle de la famille.

	1	2	3	4	5
Idées déjeuner					
Idées dîner					
Idées goûter					

Chapitre 7

CHANGER DANS LA DURÉE

Pour pouvoir continuer sur de bonnes bases, nous vous transmettons des règles et des outils qui vont vous aider à rester sur le chemin. Nous vous proposons également un rendez-vous hebdomadaire et la pratique de la célébration pour ancrer les changements dans la durée, garder la motivation et aussi vous remplir de joie et de confiance en vous.

Les quatre règles à suivre (la plupart du temps)

Nous avons conçu ces quatre règles à partir de nos lectures plutôt américaines, de notre expérience et de toutes les formations que nous avons suivies. Elles sont le point commun des approches basées sur l'écoute de soi d'une façon bienveillante : « la qualité alimentaire[1] », « l'alimentation intuitive[2] » ou « en pleine conscience », le profilage de Taty Lauwers[3]... Ces règles sont simples et efficaces.

Nous vous proposons de les suivre à 70 % et le reste du temps, de choisir de passer outre. Cette souplesse nous permet de faire face

---

[1] Michael Pollan, *Manifeste pour réhabiliter les vrais aliments*, Thierry Souccar Éditions, 2013. Taty Lauwers, *Nourritures vraies*, Aladdin, 2009.

[2] Evelyn Tribole, *Intuitive Eating*, St-Martin's Griffin, 2012.

[3] www.taty.be

aux situations surprises que l'on ne peut pas anticiper. C'est tout à fait normal de ne pas être parfait, y compris au niveau alimentaire, car la perfection alimentaire n'existe pas.

1. Mangez selon votre faim des nourritures « vraies »

On parle de la faim physique, celle des cellules et de l'estomac, que vous avez appris à distinguer des autres faims comme la faim des yeux, du cœur ou du mental.

À l'aide de l'échelle de la faim (p. 122), observez votre satiété et modulez votre repas par rapport à votre faim, afin de sortir de table avec satisfaction.

Les nourritures « vraies » sont des aliments de bonne qualité, les plus naturels possible, les moins transformés possible : ce sont ces aliments qui vont nourrir votre corps profondément.

2. Mangez assis, sans distraction

Plus vous mangez dans le calme et en conscience, plus vous allez profiter de votre repas, que ce soit un simple sandwich ou un repas trois étoiles !

En évitant les distractions comme la télé, la radio, le journal, internet et le téléphone, notre conscience est entièrement centrée sur la nourriture. Notre cerveau n'enregistre que ce que l'on mange et on est mieux nourri ! Ainsi, on ne mange pas plus que nécessaire.

Les conversations à table peuvent être une distraction. Il est pourtant possible, avec la pratique, de revenir à son corps pendant que l'on mâche une bouchée, puis de repartir dans la conversation. Apprendre à être avec soi et en même temps avec les autres demande de la pratique, mais c'est faisable !

3. Ne vous cachez plus !

Cette règle sert à enlever la culpabilité, car quand on mange en cachette, c'est que l'on a honte et cela ne nous fait pas du bien. Ce qui nous enrichit, c'est la bienveillance envers nous-même : assumer de manger ce que l'on a choisi nous permet d'y prendre plaisir, de ralentir, de savourer pour en être tout à fait satisfait.

4. Mangez avec plaisir

Régalez-vous en conscience d'aliments que vous aimez. Manger sans plaisir – même des aliments sains – peut être contre-productif pour la santé. L'alimentation a un tel côté émotionnel que si l'on ne se sent pas bien avec, cela apporte du stress. Et le stress est mauvais pour le corps. Donc choisissez la nourriture qui va vous régaler : vous serez satisfait.

Donnez-vous le temps

Il est tout à fait possible de changer ses habitudes alimentaires. Nous-mêmes l'avons fait et avons accompagné plus de mille personnes sur ce chemin ! Mais ce n'est pas forcément facile ni rapide, même quand on l'a décidé. Au départ, cela demande beaucoup d'attention de consommer différemment. Mais vous allez pouvoir construire petit à petit vos nouvelles habitudes sans vous épuiser et même en ayant de plus en plus d'énergie.

La révolution, tout changer du jour au lendemain, en matière alimentaire, n'est quasiment jamais durable. Donnez-vous le temps et l'autorisation d'explorer, de vous tromper, de ne pas être parfait.

Nous nous souvenons encore de nos premiers pas balbutiants pour changer nos habitudes d'achat : la première fois que nous avons cherché au supermarché des produits sans OGM à l'aide de la liste de Greenpeace[1], nous avons mis deux fois plus de temps à faire nos courses ! Explorer les producteurs locaux, ça prend un temps fou, mais une fois que l'on a trouvé les bons, c'est très pratique. Reprendre la main sur la cuisine et au début ne pas savoir quoi préparer et passer des heures sur les sites de recettes, en rater, en réussir... Mais à force de pratiquer, les fois suivantes, nous allions plus vite et nous

---

1   www.greenpeace.fr/guide-produits-ogm/

étions ravies d'avoir sauté le pas. Nous avons bâti de nouveaux repères. Puis c'est devenu un automatisme. Vous aussi, vous allez faire du chemin.

Même si vous aimez les changements rapides et radicaux, n'y allez pas dans tous les domaines en même temps.

ALICE A VOULU ÊTRE PARFAITE

Alice s'est épuisée en voulant être une mère parfaite. Elle s'est inspirée du livre de Catherine Dumonteil-Kremer[1] qui explique comment être une super-maman écolo et proche de ses enfants, mais avait zappé le chapitre où l'auteure conseillait de se reposer et de ne pas tout faire en même temps. Donc Alice, tout en travaillant et en élevant ses deux petits bouts de chou, lavait les couches, cuisinait tous les repas de la famille, est passée au zéro déchet et faisait elle-même tous les cosmétiques de la maison. Elle ne s'est pas vue tomber dans le piège de vouloir tout faire en même temps. Plus elle était fatiguée, plus elle voulait être parfaite... Alice a mis deux ans à récupérer son moral et son énergie. Aujourd'hui, elle a trouvé le bon équilibre.

EXERCICE : CHOISISSEZ VOTRE DÉFI

Quel défi réalisable voulez-vous vous lancer ? Choisissez-en un (oui, un seul !) et intégrez-le à vos habitudes avant d'en commencer un autre.

❑ Diminuer le sucre

❑ Cuisiner une nouvelle recette chaque semaine

❑ Lorsque l'on fait les courses, explorer en achetant un aliment vrai et non transformé que l'on ne connaît pas encore

❑ Trouver un remplaçant au produit terminé, une autre marque si possible bio ou écolabel : lessive, dentifrice...

❑ Lire les étiquettes

---

1 *Élever son enfant... autrement* (nouvelle édition), La Plage, 2016.

❑ Remplacer les produits avec OGM par des produits sans OGM ou bio

❑ Éviter les produits industriels

❑ Faire le pain/les yaourts/les goûters/la pizza/les boissons/ _________________ (choisissez-en un)

❑ Se préparer une lunchbox pour le déjeuner

❑ Changer le petit déjeuner pour ajouter plus de gras et de protéines

❑ ____

Allez-y étape par étape, à votre rythme. Donnez-vous le temps, il n'y a pas d'urgence, car ça peut prendre plusieurs années. Pour que les changements soient durables, il faut qu'ils soient bien ancrés.

Soyez indulgent avec vous-même

Qu'il est difficile de faire preuve d'indulgence et de compréhension envers nous-même lorsqu'il s'agit de nourriture ! Il y a tellement de règles concernant l'alimentation qu'il est tentant de tomber dans les jugements, la culpabilité, voire même la haine de soi...

Pratiquer la bienveillance envers nous-mêmes dans notre rapport à l'alimentation nous a bien plus aidées à changer notre comportement que la culpabilité et les jugements négatifs.

JEANNE ÉTAIT EN MANQUE

Jeanne, 35 ans, au régime, se forçait à ne manger que des légumes verts et du poisson blanc depuis trois semaines. Elle avait perdu quelques kilos mais elle ne mincissait plus. Sa détermination du début n'était plus là et son corps commençait à être en manque. Il a suffi d'une dispute avec son mari pour qu'elle mange en entier une tablette de chocolat. « C'est foutu ! s'est-elle dit. Je suis nulle, incapable de tenir un régime ! Je n'ai pas de volonté ! » Le mal-être a fait qu'au dîner, elle s'est gavée de pâtes et que le lendemain, elle a remangé une tablette de chocolat, du pain au beurre et à la confiture. Et elle a recommencé à manger, encore plus qu'avant, et a repris ses kilos perdus, plus de nouveaux...

Si, après la dispute, elle s'était autorisée à manger du chocolat avec plaisir, que ce soit plusieurs carrés ou même la tablette entière, elle aurait pu se dire : « Je stresse, je déteste me disputer avec mon homme, j'ai envie de chocolat, ce n'est pas grave, c'est normal, je vais en prendre et en profiter. » Sans honte ni culpabilité, elle aurait pu reprendre son régime le lendemain et le finir deux semaines plus tard en le qualifiant de succès.

Dans le travail de thérapie alimentaire, enseigner la bienveillance est une des choses les plus difficiles. On est tellement conditionné à se juger, à ne voir que le négatif, à avoir honte de ses comportements « déviants » avec la nourriture que de se féliciter, positiver, accepter que l'on n'est pas parfait et se donner de l'amour, ce n'est pas dans les mœurs. Or, prendre plaisir à manger, sans honte ni culpabilité, c'est ce qui peut nous arriver de mieux !

Quand on est dans les règles et dans les restrictions, on se prive des choses. À partir du moment où l'on s'interdit un aliment, notre esprit est occupé par celui-ci. Dès que l'on se donne la permission d'en manger, notre esprit est libéré. Et on n'en veut même pas forcément, ou juste de temps en temps.

Pourquoi changer ?
L'importance des valeurs

Chacun a ses propres raisons pour travailler sur son alimentation : les enfants, la santé, le bien-être, l'écologie... Derrière nos aspirations, nous possédons tous des valeurs qui nous sont chères. Quand on est branché sur celles-ci, on est plus centré, plus heureux, et on peut tenir le cap avec moins d'efforts, voire même sans efforts.

EXERCICE : QUELLES SONT VOS VALEURS DERRIÈRE VOTRE ENVIE DE CHANGER D'ALIMENTATION ?

Pensez au fait que vous voulez changer votre alimentation. Prenez le temps de lire les valeurs ci-dessous en vous arrêtant sur chacune et en vous demandant si elle est juste pour vous, dans le fait de mieux manger et cuisiner.

Entourez les valeurs qui vous parlent et ajoutez-en d'autres si vous voulez.

Respect	Convivialité	Partage
Nourrir son corps	Abondance	Plaisir
Harmonie	Bien-être	Expérimentation
Découverte	Authenticité	_______________
Tradition	Sacré	_______________
Détente	Écoute de soi	_______________
Bienveillance	Créativité	_______________

Parmi les valeurs choisies, déterminez les trois valeurs principales auxquelles vous tenez le plus :

1 _________________   2 _________________   3 _________________

Complétez la phrase ci-dessous en y intégrant vos trois valeurs. Par exemple :

- « Ce que je voudrais accomplir en changeant mon alimentation, c'est nourrir mon corps et mon esprit, partager avec ceux que j'aime en ayant beaucoup de plaisir ! »
- « Ce que je voudrais accomplir en changeant mon alimentation, c'est mettre de la créativité et de la convivialité au quotidien dans ma vie, pour plus d'harmonie. »
- « Ce que je voudrais accomplir en changeant mon alimentation, c'est écouter mes goûts, assurer mon bien-être, respecter mon corps. »

À vous :

Ce que je voudrais accomplir en changeant mon alimentation, c'est ____

____

____

Nous vous conseillons de recopier cette phrase sur une feuille (un Post-it, c'est pratique) et de l'afficher quelque part où vous pourrez la voir régulièrement (vous pouvez l'aimanter ou la scotcher sur votre réfrigérateur par exemple). Les vieilles habitudes ont parfois du mal à partir : ce rappel de vos valeurs vous aidera à puiser de la motivation, de la créativité et du bien-être pour atteindre vos objectifs de changement.

Ce travail sur les valeurs est fondamental, car il va être votre fil conducteur. Vous pourrez les revisiter de temps en temps, changer ou compléter votre phrase en fonction de vos évolutions.

Maintenant que vous avez le cap, nous allons le traduire en pratique.

Si l'on n'ancre pas nos valeurs dans le quotidien, elles restent dans le mental et on ne change pas.

EXERCICE : À L'ACTION POUR ANCRER VOS VALEURS !

Pour ancrer vos valeurs dans la réalité, nous vous proposons de lister trois actions concrètes que vous allez pouvoir effectuer dès aujourd'hui, comme :

1. Aujourd'hui, je fais les courses pour mon petit déjeuner de demain.
2. Je planifie maintenant ma semaine grâce au tableau p. 143.
3. Au prochain repas, je m'assois à table sans radio ni télé.

Engagez-vous à faire trois actions ! Si vous y arrivez, bravo, vous êtes sur le bon chemin. Mais si vous n'y arrivez pas, c'est une indication précieuse pleine de sens :

- Avez-vous mis la barre trop haut ?
- Est-ce que ce n'est pas le bon moment ?
- Est-ce que vous êtes loyal à des personnes de votre famille ou à des traditions familiales ?

Dans ce cas, révisez vos actions, revoyez vos objectifs à la baisse ou trouvez d'autres moyens de vivre vos valeurs.

Les vagues vous empêchant d'arriver à bon port

Vous avez maintenant votre destination : c'est votre phrase avec vos valeurs principales. Vous constaterez tôt ou tard que malgré votre motivation, parfois, vous allez dévier de votre chemin. C'est tout à fait normal. C'est le fonctionnement de la vie et des êtres humains.

Imaginez-vous aux commandes d'un bateau que vous dirigez vers votre île paradisiaque. Le soleil et le calme plat ne sont pas toujours au rendez-vous, il y a aussi du vent, des averses, du courant, du tonnerre, de grosses vagues... Des vagues tellement immenses que, lorsque vous êtes au creux de celles-ci, vous perdez de vue votre destination. C'est normal sur l'océan comme dans la vie. Pour vous préparer et ne pas sombrer à la moindre tempête, nous vous proposons maintenant d'observer tout ce qui peut vous détourner de votre objectif. Voici quelques exemples :

- Pour beaucoup, le stress et la fatigue sont la cause numéro 1 du grignotage d'aliments dont ils ne voudraient pas dans leur état normal, comme le chocolat, les biscuits, les bonbons...
- D'autres affirment vouloir manger plus sainement mais n'osent pas en parler à leurs proches parce qu'ils ont peur d'être rejetés. Dans certains milieux, manger bio n'est pas bien vu. Ainsi Julie, qui réagit aux pesticides avec un eczéma douloureux, n'ose pas dire à ses parents agriculteurs qu'elle mange bio à la maison.

- D'autres encore n'osent pas dire « non » quand ils sont invités et finissent par manger quelque chose dont ils savent que ça va leur faire du mal. Comme Pierre qui est intolérant au gluten et qui n'arrive pas à refuser la pizza offerte par son collègue de travail.

EXERCICE : QUELLES SONT VOS VAGUES ?

En connaissant les vagues qui risquent de vous détourner de votre objectif, vous pouvez vous y préparer et quand elles arriveront, vous saurez que c'est normal, qu'elles font partie du chemin… Elles passeront plus vite et vous reprendrez votre destination avec motivation.

Cochez les vagues que vous craignez et/ou complétez la liste :
- ❑ Le stress ou les émotions
- ❑ La solitude, l'ennui
- ❑ Le manque de sommeil
- ❑ Pas assez manger puis trop manger ensuite
- ❑ Les chouquettes sur le bureau au travail
- ❑ Les publicités comme celles pour les eskimos chocolatés
- ❑ L'odeur des boulangeries quand vous passez devant dans la rue
- ❑ Ne pas résister à l'alcool ou au dessert car c'est un signe de convivialité
- ❑ Le manque d'organisation, ne pas faire les courses, n'avoir rien à manger de bon…
- ❑ Le manque de prévoyance, pas de dépannage sain dans le placard, pas anticipé de lunchbox
- ❑ Les invitations, les fêtes, les buffets, les anniversaires, les barbecues…
- ❑ ____
- ❑ ____

Numérotez les trois vagues les plus importantes qui pourraient vous détourner de votre destination. Maintenant, vous êtes prévenu ! Un marin averti en vaut deux…

Il se peut aussi que vous rencontriez de nouvelles vagues imprévues sur votre trajet, alors observez-les et revenez les ajouter à la liste :

Les vagues imprévues :

1. ____

2. ____

3. ____

Les vagues font partie de la vie. Prévoir de (re)chuter, c'est faire preuve d'intelligence. Les reprises des anciennes habitudes alimentaires font partie du changement de son lien avec la nourriture. La rechute fait partie de la réussite, plus vous en avez conscience, mieux vous le vivez, plus vous réussissez à atteindre votre but.

Votre boussole pour garder le cap

Maintenant que vous connaissez les vagues qui peuvent vous détourner de votre destination, essayez de les contourner. Voyez comment il serait possible d'y remédier.

- Pierre a réussi à trouver une pizzeria sans gluten qui livre son bureau.
- Julie a décidé de passer voir ses parents hors des repas.
- Cuisiner deux fois plus au dîner pour remplir des lunchbox le lendemain.
- Prendre un café ou un déca à la place des desserts.
- Se laisser trois repas totalement libres par semaine.
- Apprendre à gérer le stress et les émotions au quotidien autrement qu'en mangeant notamment par la cohérence cardiaque, la relaxation, la sophrologie, la méditation, le yoga...

Il n'y a pas de réponse toute faite : à vous d'explorer pour découvrir ce qui va vous convenir et vous faire du bien. D'ailleurs, vous ne réussirez peut-être pas du premier coup à garder le cap et ce n'est pas grave. L'important est de comprendre pourquoi ça n'a pas marché, pour pouvoir vous adapter la fois suivante !

EXERCICE : LA BOUSSOLE

Quelles sont les stratégies qui vont vous aider à garder le cap ? Pour répondre à cette question, commencez par noter les trois vagues principales que vous avez identifiées lors de l'exercice précédent puis réfléchissez à des stratégies pour éviter de vous laisser engloutir, comme l'ont fait Pierre et Julie.

Première vague : _______________________________________

- 1re stratégie : _______________________________________
- 2e stratégie : _______________________________________
- 3e stratégie : _______________________________________

Deuxième vague : _______________________________________

- 1re stratégie : _______________________________________
- 2e stratégie : _______________________________________
- 3e stratégie : _______________________________________

Troisième vague : _______________________________________

- 1re stratégie : _______________________________________
- 2e stratégie : _______________________________________
- 3e stratégie : _______________________________________

Même si vous ne les avez pas encore toutes trouvées, l'important est de commencer à réfléchir à des stratégies, car vous avez enclenché le processus. D'autres idées vous viendront spontanément dans les prochains jours, n'oubliez pas de les noter !

Si vous n'arrivez pas à trouver d'idée, rebranchez-vous à vos valeurs, car vivre en accord avec soi-même donne de l'énergie, de l'enthousiasme et de la joie de vivre.

Célébrez !

Hmmm ! Mettre quelque chose de délicieux dans sa bouche… En capter les goûts, les textures… En ressentir les effets dans tout le corps… Quel plaisir ! Merci, la vie, de nous offrir ce cadeau !

Prenons un instant pour mesurer la chance de vivre dans une société et à une époque où la nourriture est abondante, où il n'y a pas de famine, ni de restriction – à part celles que l'on peut s'imposer seul malheureusement… Nous avons la chance de trouver toutes sortes d'aliments, de qualité, qui nous nourrissent profondément, et d'avoir de plus en plus de produits bio dans les supermarchés. C'est fantastique d'avoir le choix de manger ce qui nous convient. Où la conscience de tous en matière d'alimentation est en train de changer, pour le meilleur !

La réussite, un processus en quatre étapes

Plus vous allez célébrer, plus vous allez réussir votre changement. La célébration est la quatrième étape du processus de la réussite, selon l'analyse de Gysa Jaoui[1], chercheuse en analyse transactionnelle.

1. **L'idée** : qu'avez-vous envie de faire ? Quels changements avez-vous envie de mettre en place ?

2. **La mise en œuvre** : là, c'est le concret. Comment vous y prendre ? Par quoi commencez-vous ? Par quoi poursuivez-vous ? Que mettez-vous en place pour atteindre votre but ?

3. **La réussite en elle-même** : allez-vous jusqu'au bout ? Avez-vous atteint votre objectif ?

4. **La célébration** : c'est une façon de marquer la réussite, comme un rituel et un événement. C'est indispensable pour pouvoir boucler le processus et passer à une nouvelle idée. Malheureusement, peu de personnes ont appris à célébrer leurs accomplissements, car elles ne savent pas à quel point il est important de célébrer.

---

1 Gysa Jaoui, « Des étapes pour réussir », enregistrement sonore BNF ou *Classiques de l'analyse transactionnelle*, Les Éditions d'analyse transactionnelle, volume 5, p. 16.

Célébrer, c'est signifier concrètement le fait que l'on a accompli quelque chose. Ce n'est pas superflu ni égoïste, c'est une nécessité pour boucler la boucle. Sans la célébration, nous ne pouvons jamais être content de ce que l'on a mis en place, ni avoir le sentiment d'un travail bien fait.

Exprimer son contentement, partager sa joie, se féliciter sont parmi les moyens de célébrer. Vous l'avez compris, on ne débouche pas le champagne nécessairement à chaque pas ! Il peut s'agir simplement de prendre le temps de se réjouir de ce changement réussi, en l'écrivant ou en en parlant à un ami, cela peut être aussi de s'offrir un cadeau de réussite, comme un bijou ou même une casserole !

Cette dernière étape du processus de la réussite nous fournit beaucoup de puissance. Ainsi, nous vous invitons à célébrer chaque changement que vous faites pour alléger votre relation à l'alimentation, quand bien même il vous paraîtrait tout petit. Vous découvrez un nouveau producteur près de chez vous ? Exprimez votre contentement à vos amis ou à vos collègues avec qui vous partagez ce centre d'intérêt. Vous avez testé une nouvelle recette ? Soyez fier de vous et partagez l'info ou la photo. Vous venez de faire le menu de la semaine en tenant compte de l'avis des autres membres de la famille ? Bravo ! Vous pouvez observer le résultat de votre accomplissement en dégustant une tasse de thé dans votre fauteuil préféré. Vous êtes sur la bonne voie et cela mérite d'être reconnu.

Prenez le temps de faire le point

Nous vous proposons la pratique du « Rendez-vous avec moi-même » appliqué à la relation à la nourriture. Cet exercice, basé sur la régularité, est simple à mettre en place et extrêmement efficace. Il se compose de deux temps : tout d'abord, un bilan sur le chemin parcouru, puis un point sur ce que vous voulez accomplir la semaine suivante.

EXERCICE : UN RENDEZ-VOUS AVEC VOUS-MÊME SPÉCIAL ALIMENTATION

Première étape

Bloquez dans votre agenda une heure chaque semaine, qui servira à vous poser et noter tout le chemin parcouru dans votre relation avec l'alimentation.

Vous pourrez noter vos réussites dans un beau cahier spécial que vous allez vous offrir, vous pouvez aussi vous balader en pensant à tous vos progrès.

Pour chaque accomplissement, notez tous vos besoins satisfaits en lien avec cette action.

Par exemple, j'ai essayé une nouvelle recette. Les besoins satisfaits sont : apprentissage, autonomie, aventure, évolution, goûter, changement, confiance, connaissance, pratique, réalisation, estime de soi, créativité, partage, expérimentation... C'est incroyable tous les besoins qui sont satisfaits juste avec une action.

Voici une liste de besoins[1] qui peuvent être en rapport avec la nourriture. Choisissez-y les besoins liés à votre réussite, même petite ! Ajoutez les vôtres s'ils n'y sont pas.

Si des personnes ont eu un rôle positif pour vous, en lien avec la nourriture, remerciez-les : appelez-les, envoyez un SMS ou un e-mail. Par exemple, un ami qui vous a invité dans un bon restaurant, ou qui a cuisiné un bon plat pour vous, ou un de vos enfants qui a dressé une belle table, ou un conjoint qui a fait les courses, épluché les légumes ou pris en charge certains repas...

Cette première étape vous permet de regarder le chemin que vous avez parcouru et de vous centrer sur vos besoins satisfaits. Cela semblera peut-être futile à certains, mais essayez et vous allez voir que cela vous apporte de l'énergie pour avancer !

---

1   Cette liste de besoins est inspirée des besoins de la Communication Non Violente de Marshall Rosenberg. Site France : cnvformations.fr

- Acceptation
- Action
- Adaptabilité
- Ancrage
- Apprentissage
- Assurance
- Attention
- Autonomie
- Aventure
- Beauté
- Bien-être
- Bienveillance
- Calme
- Chaleur
- Changement
- Choisir
- Clarté
- Cohérence
- Compétence
- Confiance
- Confort
- Connaissance
- Convivialité
- Créativité
- Discernement
- Douceur
- Écoute de soi
- Énergie
- Engagement
- Épanouissement
- Équilibre
- Estime de soi
- Être en bonne santé
- Être en lien avec la terre
- Évacuation
- Évolution
- Exercer son propre pouvoir
- Expérimentation
- Exploration
- Fraîcheur
- Goûter
- Inspiration
- Intégrité
- Lâcher-prise
- Légèreté
- Libération
- Liberté
- Connaître ses limites
- Détermination
- Partage
- Participation
- Plénitude
- Pratique
- Préservation de son énergie
- Protection
- Réalisation
- Réciprocité
- Réconfort
- Reconnaissance
- Relation
- Repères
- Réponse
- Repos
- Respect de soi, des autres et de la nature
- Respect de son rythme
- Respiration
- Ressourcement
- Rituels
- Sécurité
- Sens
- Sensibilité
- Simplicité
- Souplesse
- Soutien
- Temps d'intégration
- Tolérance
- Vérité

Maintenant, réfléchissez à ce que vous voulez accomplir dans la semaine qui vient. Branchez-vous sur vos désirs. Rayez les « il faut… », « je dois… » et remplacez-les par « j'ai envie de… ».

Vous avez 24 heures par jour, comme tout le monde, et 7 jours dans la semaine, comme tout le monde aussi ! Comment avez-vous envie de les vivre en lien avec votre alimentation ?

Faites cette liste d'envies. Quelles idées avez-vous ? Notez-les.
• Surfer sur internet pour chercher de nouvelles recettes
• Aller au marché
• Essayer un nouvel ingrédient
• Préparer les menus de la semaine et faire la liste des courses…

Regardez comment vous allez pouvoir faire de la place dans votre emploi du temps pour accomplir ce qui est essentiel pour vous.

Regardez aussi comment vous allez pouvoir vous faire aider. De quelle aide avez-vous besoin ? À qui pouvez-vous en demander ?

Et si la semaine suivante, vous vous apercevez que vous n'avez pas fait tout ce qui était sur votre liste, ce n'est pas grave, c'est que vous avez fait autre chose… même si c'est vous reposer !

Une heure par semaine c'est super, mais certaines personnes préfèrent dix minutes quotidiennes, au début ou à la fin de la journée, c'est top aussi ! Essayez ce qui vous va le mieux.

Nous vous conseillons de le tester au moins trois fois : vous verrez le bien qu'il vous apporte et cela va vous donner envie de l'adopter.

Voilà, vous avez toute une batterie d'outils pour avancer seul désormais !

CONCLUSION

Ce livre vous propose de nombreuses pistes et informations pour transformer votre rapport à l'alimentation. Si vous faites l'ensemble des exercices, si vous relisez les parties qui vous intéressent, à chaque fois vous approfondirez votre apprentissage et assurerez votre changement dans la durée.

N'attendez pas que tout se transforme d'un seul coup ! Le rapport à la nourriture est complexe et ancré depuis des générations, il vous faudra donc faire preuve de patience.

Notre rêve, c'est que tout le monde puisse avoir un rapport sain et joyeux avec la nourriture. Nous sommes persuadées que c'est possible et c'est pour ça que nous avons écrit ce livre. Imaginez un monde où chacun se nourrirait d'une façon juste pour lui-même et pas comme les autres disent qu'il faut manger... Un monde où les produits ne seraient plus transformés et bourrés d'additifs, où les animaux seraient élevés dans le respect, dans les prairies, en broutant de l'herbe ou en picorant des vers de terre... Où les légumes pousseraient dans de la vraie terre, sans produits chimiques... Où les producteurs gagneraient suffisamment d'argent pour vivre dans le confort...

Nous vous encourageons à trouver votre propre façon de manger, celle qui vous convient, personnellement et rien qu'à vous. Régalez-vous avec les aliments de qualité que vous adorez et qui donnent à votre corps tout ce dont il a besoin pour bien fonctionner. Que désormais la nourriture cesse de vous bouffer la vie et vous apporte un moral solide, un bien-être durable et surtout du plaisir !

TABLE DES EXERCICES

POUR ALLER PLUS LOIN

En complément des références indiquées au fil de ce livre, nous vous proposons quelques autres pistes.

Livres

- Dr Nadia Volf, *Chacun sa nature*, XO Éditions, 2011.
- Pierre-Henri Meunier, *La Santé vient en mangeant*, PHM Éditions, 2002.
- Giulia Enders, *Le Charme discret de l'intestin*, Actes Sud, 2015.
- Dr Deepak Chopra, *Santé parfaite*, J'ai lu, 2000.
- Lierre Keith, *Le Mythe végétarien*, Les Éditions Pilule Rouge, 2013.
- Patrick Serog et Roseline Lévy-Basse, *La guerre des repas n'aura pas lieu !*, Marabout, 2016.
- Ely Killeuse, *Body positive attitude*, Marabout, 2018.
- Mark Sisson, *Le Modèle paléo*, Thierry Souccar Éditions, 2012.
- Thich Nhat Hanh et Dr Lilian Cheung, *Savourez*, Guy Trédaniel, 2011.
- Isabelle Filliozat, *Bien dans sa cuisine*, JC Lattès, 2012.
- Michel Gillain, *Comprendre ma cuisine intérieure*, InterÉditions-Dunod, 2010.
- William Dufty, *Le Sucre : cet ami qui vous veut du mal*, Guy Trédaniel, 2004.
- Charles Wart, *L'Envers des étiquettes*, Amyris, 2007.
- Joanna Blythman, *La Vérité sur ce que nous mangeons*, Marabout, 1998.
- Hans-Ulrich Grimm, *Arômes dans notre assiette : la grande manipulation*, Terre Vivante, 2004.

Sur le site du livre, vous trouverez des compléments intéressants à cet ouvrage : des recettes de cuisine, des idées de menus, des fiches pratiques, des infographies à imprimer, des méditations de pleine conscience...

www.quandlalimentationnousbouffelavie.fr

Les sites des auteurs

N'hésitez pas également à consulter les sites des auteures. Vous y trouverez des informations sur leurs stages, leurs formations, leurs coachings, ainsi que des vidéos et des articles qu'elles partagent sur Internet.

- Le site de Chine Lanzmann : **www.chinelanzmann.com**
- Le site de Gabriella Tamas : **www.alimentation-integrative.fr**

REMERCIEMENTS

Nous remercions toutes les personnes qui nous ont fait confiance et qui sont venues consulter pour aller mieux. Grâce à elles, nous avons appris notre métier et avons le plaisir de le vivre tous les jours.

Nous remercions nos maris et nos enfants, nos premiers cobayes, grâce à qui nous sommes devenues de vraies mères nourricières ! Ils ont supporté nos expérimentations culinaires, tous nos changements alimentaires et ont écouté avec enthousiasme nos découvertes – même s'ils appliquent plus ou moins nos conseils... Merci aussi à notre famille élargie avec laquelle nous avons appris la tolérance, le respect des choix de chacun et les différences qui nous enrichissent au quotidien.

Nous remercions toutes celles et tous ceux qui ont contribué à l'écriture de ce livre ! L'équipe des éditions Eyrolles, Marie Allavena, Joanne Mirailles, Élodie Dusseaux, Élodie Ganneau, qui nous ont soutenues dans notre projet, ainsi qu'Anne Bazaugour, notre relectrice, qui a l'œil pour débusquer la moindre incohérence et rendre le texte fluide, et freiner parfois notre enthousiasme pour rendre l'ouvrage plus précis et pertinent.

Nous nous remercions mutuellement aussi, car écrire ce livre ensemble a été une évidence, aussi bien sur le plan du contenu que de la façon de le réaliser. Échanger notre savoir, réfléchir ensemble, créer quelque chose d'unique pour transmettre nos expériences et nos pratiques, quelle chance !

Gabriella & Chine

Je remercie Pierre Lecompte, médecin chinois, sans qui je ne serais pas en état de faire grand-chose et sans qui je ne serais certainement pas thérapeute alimentaire. Merci, Pierre, d'avoir cru en moi quand je n'avais plus la foi, et de m'avoir envoyé mes premiers clients.

Merci à Brigitte Fichaux, diététicienne, pour m'avoir fait pâlir d'envie la première fois que j'ai été formée par elle. Tout s'est décidé à ce moment-là : je voulais faire le même métier !

Je remercie Taty Lauwers, auteure, de m'avoir transmis son savoir, ses recherches, sa passion et ses réflexions, ô combien précieuses, et qui m'a lancée sur la voie de la transmission.

Merci à Andrea Lieberstein, nutritionniste, avec qui j'ai non seulement appris la pleine conscience mais également la bienveillance, et à Linn Thorstensson, diététicienne, pour nos interminables discussions autour de la présence, les types de faim, l'image du corps, les femmes et la satisfaction.

Merci enfin à ma grand-mère hongroise, Elisabeth, pour la transmission culinaire, les recettes de famille et la possibilité de vivre ma créativité dans sa cuisine du haut de mes 6 ans (et faire la vaisselle !).

Gabriella

Je remercie Isabelle Constant, psychothérapeute, qui me forme et m'accompagne depuis de nombreuses années, pour sa bienveillance et ses recadrages lors de nos nombreuses séances axées sur la nourriture et l'acceptation.

Mon grand-père Yvon, et son fameux curry, et sa permission quand j'étais enfant d'inventer des recettes à base de fromage blanc, de café instantané et de tous les ingrédients du placard...

Françoise Bernard, la reine de la cuisine, et son livre de *Recettes faciles* dans lequel j'ai appris les basiques de la cuisine, du pot-au-feu à la mousse au chocolat, à partir de mes 10 ans.

Mes amies de Saint-Sauvant qui me nourrissent et partagent aujourd'hui leurs recettes avec générosité.

Chine

Dépôt légal : février 2019
Numéro d'imprimeur : 200413
Imprimé en Allemagne par BoD

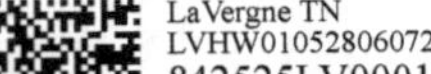